みんなで進める精神障害リハビリテーション
　　　　　——日本の5つのベスト・プラクティス——

監修
東 雄司　　江畑 敬介

編
伊勢田 堯　　小川 一夫　　百溪 陽三

東雄司先生を偲んで

　この本が先生のご存命中に完成しなかったのは本当に悔やまれる。先生の発案がなければ，この出版もあり得なかったし，先生が心待ちにしておられたからである。

　1999年11月11日に板橋区で行われた第7回日本精神障害者リハビリテーション学会の総会会場である板橋区立文化会館で，東先生にお会いしたときのことである。にこやかな表情で，「先生やりましょうよ。ベスト・プラクティス授賞記念式と，それに出版しませんか？」と問いかけられたのである。

　突然の提案にびっくりしたが，決断に時間をかける性質の筆者ではあるが，こればかりは納得して，即座に「そうしましょう」と返事したことを覚えている。早速その開場で，出版経験豊富な方々に相談し，お知恵を頂いた。その後，5つの活動のみなさんからの積極的賛意もあった。東先生に促されて，連絡をとってみたところ，ボストン大学からマリアン・ファーカスも来てくれるということになった。日本精神障害者リハビリテーション学会，ヤンセンファーマ，東京医科歯科大学などの協力体制も整い，トントン拍子に話しが進んでいった。そうした翌年の4月に，東先生から，突然，癌の治療で入院するとのメールが飛び込んできて，準備を進めていたものたちは途方に暮れてしまった。しかし，先生は病床にあっても，その都度ご指示をくださり，何とか準備も順調にいった。

　そして，7月に行われた和歌山での実行委員会では，先生は病を押して奥様と共に参加して下さり，力強い，心のこもった開会のご挨拶をされた。精神障害リハビリテーションに関わられた先生の経過から，これからの発展に対する先生の期待されるものについてのお話は，さながら私たちへの遺言のように聞こえた。

　その日がお元気そうだったので，まだしばらくはご指導いただきながら，出来上がった本を手にして，よろこびを共に出来るものと思っていた。誠に残念であった。

　このうえは，先生の最後のお仕事となったこの出版が全国に普及し，ベスト・プラクティスがわが国ではごく普通の実践になるような時代が早く来るように，残されたものたちが努力を続けなければならないという思いを強くする。そして，この分野の一層の発展によって，東雄司先生のご遺志に報いたい。

　2002年2月

東京都立精神保健福祉センター

伊勢田 堯

もくじ

東雄司先生を偲んで　　伊勢田堯　　iii

序　章　国際シンポジウムの開催にあたって……………………………………東　雄司　1

第1章　WAPRの「ベスト・プラクティス選考委員会」の活動と日本でのシンポジウムの開催主旨
　　　　　　　　　　　　　　　　　　　　　　　　　　　　　　　　　　　　　小川一夫　7

第2章　世界的に見た精神障害リハビリテーションの現状—当事者・活動内容・サービス体制—
　　　　　　　　　　　　　　　　　　　　　　　　　　　　　　　　　Marianne Farkas　13

第3章　日本の5つのベスト・プラクティス
　　　帯広・十勝圏域における生活支援—帯広ケア・センターを中心として—………門屋充郎　32
　　　群馬県佐波郡境町の精神保健活動………………………………長谷川憲一・小林定子　52
　　　ごくあたりまえの生活の実現を目指して……………………………………谷中輝雄　67
　　　全員参加と協働の地域支援—JHC板橋の旅路—………………寺谷隆子・田村文栄　81
　　　和歌山市麦の郷の歴史と実践……………………………………百溪陽三・加藤直人　94

第4章　和歌山，東京シンポジウムでの指定討論と質疑応答のまとめ
　　　「麦の郷」の果たした役割—和歌山の精神障害者運動の原点について—……染谷　意　112
　　　和歌山市における精神保健福祉実践—麦の郷実践に学びつつ—……………山本耕平　117
　　　和歌山県紀南地方における共同作業所と精神科医療………………………宮本　聡　124
　　　〈和歌山シンポジウム・質疑応答のまとめ〉精神障害者支援について………百溪陽三　130
　　　メディアと精神障害者………………………………………………………斉藤道雄　132
　　　行政の立場から………………………………………………………………三觜文雄　141
　　　孤立に対するサポート活動…………………………………………………広田和子　146
　　　〈東京シンポジウム・質疑応答のまとめ〉「知らせること」の大切さ………野中　猛　155

第5章　世界と日本のベスト・プラクティスの比較—日本の精神障害リハビリテーションの発展方向—
　　　　　　　　　　　　　　　　　　　　　　　　　　　　　　　　　　　　　伊勢田堯　160

おわりに　　江畑敬介　　185

序章　国際シンポジウムの開催にあたって

元・麦の郷精神障害者地域リハビリテーション研究所　東　雄司

は じ め に

　今回，世界心理社会的リハビリテーション学会（WAPR）から日本の5施設がベスト・プラクティス（先進的活動）と認定されたことを記念して国際シンポジウムを開催するに当たり，推薦委員会の委員長であるアメリカ，ボストン大学のM．ファーカス先生をご招待し，講演していただくことになりました。

　実は私は，ファーカス先生とお会いするのが，今回で2度目です。私が1996年4月にオランダ，ロッテルダムで開催された第7回同学会に参加したときのことです。多くの参加者の中，前年にベスト・プラクティスにノミネートされた世界の施設関係者が先生を取り囲み，正式に決定するのがいつ頃かと尋ねていましたが，先生は世界各国から150余りノミネートされているので最終決定にかなりの期間が必要であると答えられました。

　こうして日本の5カ所の地域の精神保健福祉施設がベスト・プラクティスと認定されましたが，これは，地域在住の精神障害者に対してのサービスにかける関係者の努力の結実であり，非常に嬉しく思います。そして本シンポジウムにおけるファーカス先生の講演や各シンポジストの発言や討論から，21世紀にかけてわが国の地域精神保健福祉の新たな展望が開けることを祈念します。

1．医学モデルとリハビリテーションモデル

　ロッテルダムの学会では，世界の精神障害者リハビリテーションに関するエキスパートが担当するセッションで，ファーカス先生の講演に続いて発言したアメリカの一当事者が，自分の入院体験から，自分たちは慢性患者と言われているが，病院にも多くの慢性スタッフがいるではないかと批判したときには，私も思わず苦笑させられたことを覚えています。

　日本でも市民ボランティア講座に参加された一女性が，私に次の話をされたことがあります。その方の母親は30年前に家庭で興奮し，仏壇などを壊したので精神病院に強制入院になりました。その方が子どもの頃から父親と共によく面会に行っても，病院からは本人はまだ良くなっていないと言われるだけで，そのまま入院が続き，最近，閉鎖病棟内で身体合併症で亡くなったそうです。家に帰りたいと父親にせがむ母の顔が今でも忘れられないと言っ

ていました。そしてボランティア講座ではじめて知ったように，病人というより障害者でもあった母だったのだということならば，何とか家庭で人間らしく普通の生活，つまり社会復帰ができたものをと悔んでいると言うのです。

精神疾患に障害論をはじめて提唱した蜂矢先生は，氷の張った池に小石を投げても波紋が広がらないように，当時の反響があまりにも少なかったと言っておられましたが，世界の精神科医の考え方には解凍すべきところが多いようです。

さて，先進諸国における脱入院傾向に遅れをとったものの，日本でも近年では，精神病院における入院中心主義に代わっての閉鎖病棟の開放化や，援護寮，授産施設，福祉ないしグループホーム，生活支援センター，デイケア，訪問看護の開設など，漸く地域にも開かれつつあり，平均在院日数も若干減少しつつありますが，なおそれらは病院構内，もしくは近郊における環境依存を容認したままで，医療スタッフが個別的に保健指導などに介入するにとどまっています。

病識がないからというので，本人の訴えをすべて一蹴する傾向もないとはいえません。これも従来の医学モデル，すなわち病気の治癒，病識の出現，もしくは寛解そして再発予防を目標とした考え方によるもので，障害の認知の有無にかかわらず，本人の地域での自立した生活の支援を目標としたリハビリテーションモデル，生活モデルによるものとの差異がみられます。殊に認知行動療法のような心理社会的リハビリテーションの実践では，病人扱いでなく，普通の人間としていかなる訴え，生活上の困難にも真正面から取り組む必要があります。

とはいうものの，医学モデルとリハビリテーションモデルは二者択一でなく，それぞれのモデルによる施設，スタッフによるネットワークづくり，チームづくりが必要です。

私はかつてロンドンのモーズレー病院に関連した地域精神科ナース（CPN）によるチーム活動の一拠点を訪問しましたが，そこでは，CPN が地域在住の精神障害者の支援のために駆け回っていました。仕事の内容としては，患者の生活状態の把握をしながら，危機にある人にはモーズレー病院の救急外来に送り込んだりもしていました。わが国でも目下，精神科救急医療体制の整備が重要な課題となっていますが，殊に重度の障害者のケアに携わっているものにとっては，危機介入，救急体制は欠かせません。モーズレー病院には地域チームのためのベッド（Community Beds）が確保されています。

2. 日本におけるベスト・プラクティス

一方，1999 年，WAPR よりベスト・プラクティス（先進的活動）として選出された日本における 5 カ所の施設では，いずれも施設内のみならず，施設を越えて当事者の身近なところで親身になって本人のニーズに合わせ，週 7 日，24 時間オープンの地域生活支援活動の

システムを確立しつつあります。その中の1つ，群馬県佐波郡境町における活動は，当初，群馬大学で開発された精神分裂病の治療実践である生活臨床のフィールドとして開始されましたが，いわゆる"生活のしづらさ"を抱えた在宅の慢性かつ重度の精神障害者の，殊に対人関係からのストレスに脆弱な障害を的確に把握して長期支援を行っています。そして今では，全国自治体における主に保健婦による地域精神保健福祉活動のモデルとなっています。その他のベスト・プラクティスでは，帯広ケアセンターのように，かつての精神病院勤務の精神科ソーシャルワーカーの発想で，生活モデルに従って保護的，援助付き就労，暮らしの場づくりを行っていますが，心理社会的リハビリテーションにも力を注いでいます。埼玉県のやどかりの里では，30年前より精神科ソーシャルワーカーが社会復帰後の精神障害者をグループホームで受け入れ，作業所や現在では福祉工場（情報館）などの働く場も用意するなど，わが国では精神障害者のノーマライゼーション運動の発祥の場と考えられています。

　JHC板橋もまた，精神科ソーシャルワーカーによって1983年，国際障害者年より発足していますが，わが国で唯一のクラブハウス方式による社会復帰施設として知られています。クラブハウスとは，1940年，アメリカ，ニューヨークにあるファウンテンハウスから全米，全世界に広がったもので，メンバーたちの過渡的就労が特徴となっています。私自身，1989年8月にアメリカ，セントルイスで開催されたクラブハウス国際セミナーに参加しましたが，全員集会で多くのメンバーが場内4カ所に設置されたマイクに行列を作り，病気の苦しみを乗り越え，今ではクラブハウスのメンバーとして人生の生き甲斐を得られたと，感謝の気持ちを涙ながらに語った姿を今でも忘れ得ません。

　さらに，私が関係している和歌山市の障害者総合リハビリテーション施設，麦の郷は，精神障害者に地域で働く場を提供することから始まっています。1977年，和歌山市にはじめて聴覚障害者，知的障害者のための共同作業所が開設されてから，いつの間にか数名の精神障害者が集まったのです。スタッフたちは当初，精神障害に関して全くの素人でした。つまり，民間の草の根運動が始まったのです。今では施設内だけでなく，地域での障害者の自立を，施設を越えて現実の実生活の中で援助する試みを全面的に展開していますが，精神障害者のみならず，それは障害を持つ幼児にはじまり，成人の知的障害，身体障害，精神障害者，不登校生，さらに地区住民の高齢者に至るまでを対象にした，先進的かつ全面的な活動と言えるでしょう。作業所，授産施設，自立工場，精神障害者のための全国第1号の福祉工場（ソーシャルファーム・ピネル）などの職業訓練の場や援護寮，グループホームなど生活訓練施設づくりに始まり，やがて，構内のこうした施設を越えて本人の生活の一番身近なところで，しかも週7日，24時間オープンして継続的に生活の直接支援を継続するという実践でありますが，いずれの部所に属するスタッフたちも口々に「放っておかれないから」と言いながら活動を続けています。本人を直接ケアすべき家族がいないか，いても高齢であるとか，入院中など，それに，何よりもメンバー自身が高齢化していることも看過できないこ

とです。

　以上，今回選出されたベスト・プラクティスにおいても，おそらく開設当初には地域住民の精神障害者に対する偏見から何らかの地域摩擦があったことでしょう。麦の郷でも援護寮設立をめぐって一時，地域の反対の機運が高まったことがありました。スタッフの一人が麦の郷の所在地に住民登録を移し，地区の自治会の役員を買って出たり，メンバーも地域住民との接触の機会を増やし，町内の一斉清掃や各種行事に参加したり，麦の郷の諸施設を地域住民が会合などに利用してもらったりするうちに，いつしか摩擦もなくなり，いまでは麦の郷の存在は地区住民の誇りともなっています。

3．ベスト・プラクティスに続いて

　今回選出されたこれらのベスト・プラクティスにはじまり，今では全国各地には地域に住む精神障害者の行く場，働く場，暮らしの場が多く開設されています。たとえば認可施設を含めて小規模作業所は1,200カ所にも昇っています。しかしながら，精神科医など医療専門家が主体的に施設運営に関与しているところは比較的少なく，むしろ地元の精神科医療機関とは何の関係もなく，精神医療とは無関係な職種の方々がスタッフになっているところが多いようです。日本も先進諸国のように地域支援チームが医療機関としっかりネットワークを組む必要があります。それには若い精神科医に対してのリハビリテーションの現場における教育が必要ではないでしょうか。

　和歌山県田辺市の紀南総合病院精神科別館では，1989年頃から，紀北地方における麦の郷の活動に刺激されて，精神科医をはじめとする医療従事者が「精神障害者の社会参加を進める会」を発足して，家族や地方の市民に協力を呼びかけました。現在では市中の各地に小規模作業所や授産施設や援護寮が開設され，スタッフも医療従事者など医療保健の専門家の手を離れて，たとえば作業所より一般事業所へジョブコーチなどをして活動しています。

4．ファーカス氏の講演を聴いて

　講演の中で指摘されたことは，リハビリテーションモデルの実践の成果には，病名や症状，何よりもその慢性度，重軽度に関係がないということです。また，予後に関しては治癒でなく，回復と言います。地域に住み支援体制下にあるメンバーの多くは，通院中で，服薬中であるにもかかわらず，一様に，自分たちは回復していると言っています。彼らが口にする回復（リカバリー）は，地域にいるメンバーが週一回の作業所などへの通所，あるいはデイケアや和歌山市保健所に設置されている立ち寄り所（ドロップイン・コーナー）へ顔を出し，たとえそこでは特別なプログラムがなくて，ただ寝転んでいる，ゲーム，音楽，テレビ

などでメンバーと話をして楽しむ，簡単な手作業に受動的に参加するという低いレベルの活動でも，身近で親身な，当事者のニーズに合ったところで他のメンバーとともにいることにより，自分たちのQOLが向上し，自己価値感が高まり，満足感が得られていることを示すものです。

ファーカス氏はまた，リハビリテーションモデルでは症状の再発を減じるという研究成果を述べられましたが，同時にメンバーたちとのパートナーシップを深め，そして力を与える，すなわちエンパワメントすると話されました。

なお，和歌山ではファーカス氏には多くの当事者からの質問がなされました。氏は個人的な内容であっても，一般参加者にも納得できるような答えをされていましたが，いわゆる患者教育の手本を見た感じでした。

5．エンパワメント

最近，ノーマライゼーションとともにこの言葉が新しいリハビリテーション理念としてよく使われます。これは，施設側のスタッフら，すなわちサービスを提供する側の論理が圧倒的であり，利用者が非主体的であるパターナリズムとは対照的であります。わが国のベスト・プラクティスではいずれもメンバーが主体的で，彼らのニーズに応えた環境づくりが行われています。たとえば，麦の郷では構内，外での職場では，本人の障害に合った，そしてニーズに対応した働く場所が自己選択されています。彼らの一人が，一般事業所内ではできないことだが，時間が来れば処方された薬を平気で飲むことができるし，病気の話もできると語っていましたが，麦の郷関連施設では社会的偏見というバリアが全く存在しません。

エンパワメント活動として重要なことのひとつとして，本人や家族が抱える課題をともに解決するために，今わが国でも各地には当事者による自助グループ（Self Help）づくりへの支援がなされています。ニューズレターの発行，勉強会の開催，地域においては関係審議会に代表として当事者が参加したり，互いの問題を語り，相談し合うピア・カウンセリングなどの活動も続けられています。このような本人への力づけは，医療機関，麦の郷では付設の精神科診療所（ももたにクリニック）が主ですが，地域の福祉関係者，家族会，市民ボランティアおよび行政とのがっちりとしたネットワークを持つ統合的地域支援体制が整備されていてこそ可能なのです。

麦の郷の生活支援センター（アドボカシー・センター）には，和歌山市の当事者グループである精神障害者連絡会事務局が置かれていますが，かつて私が訪問したロンドンでの当事者団体の一施設では，必要ならば入院中の仲間の回診にも立ち会うとのことでした。当事者の権利擁護アドボカシーもまた，エンパワメントの条件のひとつです。

おわりに

　ここに挙げたわが国のベスト・プラクティスの活動は，わが国の精神障害者施策にも影響を与えてきましたが，現行の精神保健福祉法にしてもなお，多くの重大課題については不十分なところが多々あります。

　たとえば，通院医療費公費負担の徹底，高齢精神障害者の介護保険や，高齢化した家族のいる家庭へのホームヘルパーの派遣，あるいは救急時の患者移送問題もあります。また最近では，何らかの心の病を抱えたと思われる，少年による引きこもり，暴力など，そして凶悪犯罪事件も多発して，精神医療のあり方をめぐってのマスメディアによる議論もなされています。そして家族や診療に当たった医療機関のみにケアの責任問題が浮上しています。こうした際に，普段から地域における精神保健福祉関係のチームがもっと関与すべきところもあるのではと考えます。

　本シンポジウムの1カ月前に和歌山市では共同作業所全国連絡会第23回全国大会が開催されました。障害についての種別を越えて，全国から約4,000人の関係者が集まりましたが，和歌山に在住する精神障害者の自助グループのメンバーも大会の実行委員として参加し，精神障害者のための分科会などの運営に活躍されました。今回の大会のテーマは"支えられ，そして支える街づくり"でしたが，94歳というご高齢にもかかわらず4日間もご滞在，参加された，共同作業所全国連絡会顧問の秋元波留夫先生が「今後，社会福祉基礎構造改革において危惧されるような障害者福祉の後退との闘いは，このスローガンのように障害者，非障害者がともに支え合う街，時代であってはじめて勝利する」と申されました。上記のベスト・プラクティスをはじめとするわが国の地域精神保健活動の一層の発展により，160万人いると言われる精神障害者の一層のパワアップが期待されます。

第1章
WAPRの「ベスト・プラクティス選考委員会」の活動と日本でのシンポジウムの開催主旨

東京都立中部総合精神保健福祉センター　小川　一夫

　1999年1月，世界心理社会的リハビリテーション学会（World Association for Psychosocial Rehabilitation：WAPR）は，「精神障害リハビリテーションに関する国際的実践活動集」（International Practice in Psychosocial/Psychiatric Rehabilitation）を発行した。これは世界各地の先進的リハビリテーション活動（ベスト・プラクティス）の報告集で，全部で83の活動が取り上げられ，日本からも5つの活動が選ばれている。

　日本精神障害者リハビリテーション学会では，この活動集が出版されたのを機会に，ベスト・プラクティスに関する国際シンポジウムを企画し，2000年7月これを和歌山と東京で開催した。シンポジウムでは，WAPRからDr. M. ファーカスを招き，今回わが国から選ばれた5つのベスト・プラクティスの報告をもとに活発な議論が展開された。

　シンポジウムの内容については第2章以降に譲るとして，この章では，WAPRの「ベスト・プラクティス選考委員会」の取り組みについて概要を述べるとともに，今回シンポジウムを開催した趣旨について触れておきたい。

1．「ベスト・プラクティス選考委員会」の設置とその背景

　WAPRは，1994年にベスト・プラクティス報告集作成の企画を立て，ボストン大学の精神科リハビリテーションセンターに「ベスト・プラクティス選考委員会」を設置した。

　選考委員会は，WAPRの専門部会として設置され，WHOの精神保健に関する共同研究・研修センター（ボストン大学の精神科リハビリテーションセンターにある）の責任者で共同主任研究者であるDr. M. ファーカスを委員長として，12名の選考委員（Judi Chamberlin；USA, Dr. Joak Clarke；Australia, Dr. M.P. Deva；WHO・Philippines, Dr. Marianne Farkas；USA, Dr. Joao Ferreira da Silva Filho；Brazil, Dr. Takashi Iseda；Japan, Dr. Itzak Levav；WHO・Washington, Lars-Olof Ljungberg；Sweden, Dr. Custodia Mandhalate；Zimbabwe, Dr. Benedetto Saraceno；WHO・Switzerland, Dr Geoff Shepherd；England, Dr. R. Thara；India）によって構成された。日本からは伊勢田堯が選考委員として参加した。

　この取り組みの背景には，精神障害リハビリテーションの発展と多様化の中で，概念の整理と実践の方向付けが必要となってきたことがある。近年，さまざまな業界で，多様化する活動を背景として，関連活動の方向性を示したり水準の底上げを図るための方法として，先進的活動を「ベスト・プラクティス」として認定するという方法が採られるようになってき

ている。精神障害リハビリテーションの領域でも，未だ発展途上で体系だてが難しい中，こうした方法で，実践の方向を示すとともに水準の底上げを図ったものと考えられる。

一方，こうした動きと時期をほぼ同じくしてWHOは，WAPRとの共同作業により「心理社会的リハビリテーションに関する合意文書」を作成し，1996年これを発表した（WHO：Psychosocial Rehabilitation；A Consensus Statement）。これは，用語の統一と概念の洗練化を図り，実践の改善と強化をめざしたものであり，諸課題に関する国際的合意事項を挙げたものである。

これら2つの取り組みは，いずれもWHOとWAPRが協力して進めたものであり，それぞれが精神障害リハビリテーションの理論編，実践編ともいうべきものとなっている。

2．ベスト・プラクティスの基準

ベスト・プラクティスを選考するにあたっては，選考基準として以下の5つの特徴を満たすことが必要とされた。

①活動の対象は，重度の精神障害をもつ人たちが中心であること

これ以外の人たちを対象とした優れたリハビリテーション活動も少なくないが，ベスト・プラクティスの基準としては，重度の精神障害を持つ人たちを対象とすることが優先される。

②活動の重点が，生活能力の改善にあること

生活能力の改善とは，家庭や職場あるいは学校生活などにおいて必要とされる身体的，精神的，知的機能が，本人の年齢や文化的背景および個人的関心にふさわしいものとして改善するということである。

③パートナーシップを発展させ，市民としての権利を与えるためのものとなっていること

活動は，当事者が「精神病患者」としてではなく，地域の一員として，また社会の一市民として生活できるよう援助しており，地域がもつ自然なかたちの援助を最大限に活用することをめざしていること。援助組織には，当事者と家族からの希望や意見が取り入れられており，当事者や家族にとって必要な情報（例えば，治療計画，薬物療法，病気の経過など）が，自由に得られるようになっていることが重要である。

④他のサービス，社会資源，援助のネットワークに統合されていること

先進的リハビリテーション活動とは，孤立して存在するものではない。重度の精神疾患を持つ人たちへのサービスを提供するために，閉鎖的社会を作ろうとしてはならない。

⑤医療サービスを容易に利用できるようになっていること

リハビリテーションと医療との関係については，様々な見方がある。リハビリテーションと医療の両方が，同じ場所で行われている国や地域もあれば，両者がまったく別の組織で提

供されているところもある。医学的治療が全般的回復の重要な一部であることは誰でも認めるところであるが，リハビリテーションと医療がどの程度隔たったものであるかの見方には，大きな違いがある。薬物療法は回復には必須と考える人もいれば，そうは考えない人もいる。症状と疾病に焦点を当てる治療は，病気でない部分や生活能力に目を向けることを妨げる可能性があるという考えもある。こうした見方の違いはあるものの，先進的リハビリテーション活動は，医療を供給しているか否かは別として，少なくとも医療が容易に利用できるようになっていることが重要である。

3．選考経過と結果

ボストン大学の事務局には，世界各地から120の活動が選考委員の推薦によって集められた。これらのリストは，各地の選考委員および当事者団体に送られ，クロスチェックが行われた。そして，以下の条件のもとでベスト・プラクティスが選ばれた。
・選考委員または選考委員への情報提供者が知っている活動である
・調査票に返事を寄せてきた活動である
・調査票が選考基準を満たしていること
なお，この選考過程で当事者団体から推薦があった活動も何例か付け加えられた。

この一連の選考作業に要した期間は，選考委員の選任，ベスト・プラクティスの選考基準の議論，及び調査と回答の入手のために最大3年であり，回答の調査と当事者団体によるクロスチェックで，引き続き1年を費やしている。更に，情報の正確性の確保に注意が払われ，そのための確認作業に8カ月をかけている。ベスト・プラクティスとして選ばれた活動は，結果的に，1998年12月に活動中で，委員会が合意した基準を満たす精神障害リハビリテーション活動ということになる。

最終的に，アフリカから5カ所，アジアから15カ所，オーストラリアとニュージーランドから7カ所，ヨーロッパから22カ所，カナダから14カ所，アメリカ合衆国から15カ所，南アメリカから5カ所，合計83の活動が選ばれた。日本からは，北海道・帯広ケアセンター，群馬県佐波郡境町の地域精神保健活動，埼玉・やどかりの里，東京・JHC板橋，和歌山・麦の郷の5つの活動が選ばれた。

4．日本でのシンポジウム開催の主旨と経過

今回，日本から選ばれた5つのベスト・プラクティスは，わが国におけるパイオニア的役割を担い，それぞれが優れた実績を持つ活動であることは周知のところである。しかし，これらの活動がまとまって報告される機会はこれまでにはなく，相互の関連性や相違点を含め

た包括的視点からの理解ということでは必ずしも十分とはいえなかったのではなかろうか。そこで，この機会にこれらの活動が生まれた背景や発展経過を含めその概要を報告していただき，それらの共通点や特徴を確認し，こうした活動の普及の可能性や，新たな取り組みの方向性などについて検討するシンポジウムを企画した。シンポジウムでは，国際的動向との関連性を検討できるように，Dr. M. ファーカス にも参加してもらうとともに，議論を深めるために，当事者，福祉団体，行政，マスコミからも指定討論に加わってもらうこととした。

シンポジウムは，当初，1つの会場で5つの活動報告をしてもらうことを考えたが，時間の制約もあり，残念ながら活動報告は2つに分けざるを得なかった。そこで，7月13日に和歌山（県民交流プラザ・和歌山ビッグ愛）で，7月15日に東京（発明会館ホール）で開催することとし，和歌山では麦の郷と境町の活動を，また，東京では帯広ケアセンター，やどかりの里，ＪＨＣ板橋の活動を報告してもらうこととなった。Dr. M. ファーカスには両会場に出席してもらい，講演とともに討論にも参加してもらった。

シンポジウムは，日本精神障害者リハビリテーション学会，WAPRの「ベスト・プラクティス選考委員会」，ヤンセン協和株式会社の共催で行われた。

プログラム（和歌山）

開会挨拶	東雄司（国際シンポジウム実行委員長）
基調講演	「世界的に見た精神障害リハビリテーションの現状〜当事者・活動内容・サービス体制〜」
	Marianne Farkas（ボストン大学）
	座長　百溪陽三（ももたにクリニック），伊藤静美（麦の郷）
シンポジウム	「精神障害者のための先進的地域リハビリテーション活動：ノーマライゼーション者会の実現を目指して」
	長谷川憲一，小林定子（群馬県・境町）
	加藤直人（和歌山県・麦の郷）
指定討論	宮本聡（和歌山県・やおき福祉会）
	染谷意（和歌山県健康対策課長）
	山本耕平（和歌山市保健所　精神保健福祉相談員）
討　論	
閉会挨拶	

プログラム（東京）

開会挨拶	岡上和雄（日本精神障害者リハビリテーション学会学会長）
基調講演	「世界的に見た精神障害リハビリテーションの現状〜当事者・活動内容・サービス体制〜」
	Marianne Farkas（ボストン大学）
	座長　江畑敬介（東京都立中部総合精神保健福祉センター所長）
シンポジウム	「精神障害者のための先進的地域リハビリテーション活動：ノーマライゼーション者会の実現を目指して」
	門屋充郎（北海道・帯広ケア・センター）
	谷中輝雄（埼玉県・やどかりの里）
	寺谷隆子（東京都・JHC 板橋）
	座長　伊勢田堯（東京都立多摩総合精神保健福祉センター），野中猛（埼玉県立精神保健総合センター）
指定討論	斉藤道雄（マスコミから　TBS ディレクター）
	三觜文雄（行政から　前厚生省保健福祉課長）
	広田和子（当事者の立場から）
討　論	
閉会挨拶	

※所属はシンポジウム当時のもの

第2章
世界的に見た精神障害リハビリテーションの現状
―当事者・活動内容・サービス体制―

ボストン大学　Marianne Farkas

　皆さん，おはようございます。今朝は皆さんの前でお話しさせていただくことができて，大変名誉に思っております。組織運営にあたられた方々にはそのような機会を与えてくださったことに御礼申し上げます。

　きょうは4つの項目についてお話をしたいと思っています。まず第1は，精神科リハビリテーションが精神保健システムならば必ず持っているべきサービスとしてどのようにして形づくられてきたか。第2に，重度の精神障害をもつ人々について，そしてサービスについて，一般にどのように考えられてきたか，そしてそれがどう誤りであったか。第3に，優れたリハビリテーションプログラムならば少なくともこうあるべきということでつくられた基準について。第4に，ごく手短にこの精神科リハビリテーションの成果について，ご紹介したいと思います。

1．先進国の精神科リハビリテーションの傾向

　ほとんどの国々において，精神科リハビリテーションというのは，脱施設化に対応するものとして出現してきました。ただ，その脱施設化の経験というのは世界中でかなりばらつきがあります。例えばインドやアフリカといったような南半球の国々の中には，そもそも大規模な施設をつくるような資源がなかったので，脱施設化などということは考える必要がありませんでした。つまり，そういった国々においては，昔から一貫してこのようなサービスというのはコミュニティで行われてきたということです。一方，それ以外の国々においては，長期的な精神障害の人々に対してのサービスというのは，基本的には病院医療という格好で行われてきました。その目指すところは，どれだけ治療と言われても，やはり収容ということでした。そこでのリハビリテーションというのは，院内でマイナーにちょっとだけ提供されるサービスであり，入院患者に対して何もすることがないと困るので，何かやることを与えてきたにすぎません。

　アメリカにおいては，60年代の公民権運動，それから優れた医薬品が登場してきたということ，そしてまた家族会運動が始まったということを背景に取り組まれました。そして，1972年から82年にかけて，実は入院をして治療を受けている精神科の人たちというのが56％も減りました。そうした流れの中でたくさんの人々が病院の中から外へというふうに移動していったわけで，そこからリハビリテーションというものが拡大していきました。

　このように，世界の多くの国々においては脱施設化の流れの中から，コミュニティを基盤

先進国の精神科リハビリテーションの傾向

・多くの国では，精神科リハビリテーションは脱施設化に対応したものである。
・そして，コミュニティを基盤とした精神保健システムが生まれた。
・この「コミュニティへの移行」のなかで，心理社会的クラブハウスが発展した。
・当事者重視のサービスを提供することが，良い結果をもたらした。

とした精神保健システムが台頭してくることになったわけです。しかしアメリカにおいては，従来型のコミュニティ・ベースのいわゆるメンタルヘルス・クリニックというのは失敗であることがわかりました。なぜかといいますと，そういった地域社会のメンタルヘルス・クリニックというのは，重度精神障害の人々に対してはサービスを提供したくないと思っていたからです。実際そういった責任を任されても成績は悪いものにとどまっていました。

80年代ごろになってまいりますと，コミュニティ・ベースに1カ所そういった精神科のクリニックあるいは診療所を持つよりも，コミュニティ・サポートシステムと呼ばれる地域内の支援体制を整えるほうがずっと効果が高いということが調査で明らかになってきました。このコミュニティ・サポートシステムの中には，職業リハビリテーション，ケースマネジメント，医療，そして家族に対する支援というものが含まれていました。なぜそのほうが効果的だったかといいますと，長期間の精神障害を持つ人々も，住宅，職業，人づきあい，教育と多様なニーズを持っているということだったからです。

ということで，コミュニティを基盤とした精神医療ではなしに，支援体制づくりが重要であることがわかってきました。それと同時に，多くの国々においてクラブハウスが発展しました。ファウンテンハウスというのはその中でも最も有名な例だと思います。クラブハウスというのはメンバーが運営をするシステムです。メンバーという言葉に注目していただきたいと思います。患者ではありません。通常はスタッフの数はごく限られていて，メンバー数が多くなっています。

通常クラブハウスといいますと，2つの役割を持っていることが多いようです。まず1つは，集会所として人々が立ち寄って集まりを持つ，そういう場所としての役割。もう1つは，職業センターとして職業上のいろいろな技能を身につける場所としての役割です。そこで，一般の人々は長い間，このクラブハウスのことを精神科リハビリテーションというんだ，精神科リハビリテーションといえば必ずクラブハウスだと思ってきました。

精神科リハビリテーションに影響を与えてきた背景として，消費者団体の役割が挙げられると思います。実は消費者団体と言いましたけれども，利用者グループと言い換えてもいいかもしれません。実際にそういったサービスを利用している人たちが80年代の精神科リハビリテーションを大きく変えていく力になりました。そういったグループが支援団体や友の会を設立したり，政治家に働きかけたり，自助グループをつくったり，あるいは調査研究に

あたってはパートナーになったりしました。そしてそういった中から，精神科リハビリテーションを求める声が社会に広まっていきました。

人々の支援を得た形で，利用者のグループは，どういうリハビリテーション・サービスが欲しいのかを自分たちの声で語り始めるようになりました。つまり，私たちが欲しいのはまともな仕事だ，まともな住宅だ，そしてまた学校や大学に戻る支援，友達をつくる機会，結婚をして家庭を持つことだ，と言ったわけです。

今言った一連の目標がまさに精神科リハビリテーションの目指す使命ということになりました。それは何かといいますと，重度精神障害を持つ人々がちゃんとした仕事，ちゃんとした家に住めるようにする，そして学校に戻り，自分たちが欲しいと声をあげているサポートを提供するということです。

2．私たちの進歩を妨げる神話

しかしながら，そのような精神科リハビリテーションが目指す使命を果たすためには多くの神話と闘わなければなりませんでした。神話があったがために，そういった使命を果たせないできていたからです。どんな神話が今まであったのか見てみましょう。

1番目は，精神障害にはリハビリテーションの効果も障害からの回復もない，本当の意味での社会復帰はあり得ないという神話です。

なぜこんな神話が生まれたのか。その理由は容易に理解できます。まず，いったん地域社会に戻っても多くの人々が再び入院してしまいました。再入院率は，かつては3年間で65％ないしは75％にのぼっていました。また，病院を離れた人々でも一般の職につける人はまれでした。一部の調査によりますと，通常の仕事，つまり特別に精神障害のために用意されているのではないという意味ですけれども，そういった雇用を得ることができた精神障害の人は0〜15％でした。

さらに80年代になってもDSM-Ⅲ，これは医師の診断の手引書のようなものですが，その中に「精神分裂病は重度精神障害であり，進行性の疾患である」というふうに定義されていたりしました。

そのような絶望的な雰囲気の中では，やはり多くの人々が自分の病気を否定したいと思ったのも当然だと思います。つまり重度精神障害の診断名を告知され，それを受け入れてしまうということは，一生惨めな状態に置かれ，希望がないということを意味したからです。

これを私たちは神話であると言えます。なぜそう言えるのか。90年代の調査によりますと，精神科リハビリテーションサービスを提供すると，雇用率が3倍に増やせるということがわかりました。また再入院の率も著しく低下することがわかりました。

また一部の研究から，長年にわたって精神障害というのは進行性であって，どんどん状態

私たちの進歩を妨げる神話

(1) 精神障害には，リハビリテーションの効果も障害からの回復もあり得ない。
(2) 心理療法，集団療法，作業療法や薬物療法などの伝統的入院治療がリハビリテーションの転帰に良い影響を及ぼす。
(3) 環境療法，トークン・エコノミー，および態度療法などの入院療法がリハビリテーションの転帰に良い影響を及ぼす。
(4) 精神症状は，その後のリハビリテーションの転帰と密接に関連する。
(5) 医学的診断は，その後のリハビリテーションの転帰に関して重要な情報となる。
(6) リハビリテーションの転帰は，専門家が正確に予測できる。
(7) リハビリテーションの転帰は，患者と関わる精神保健専門家の資格に左右される。
(8) 薬物のコンプライアンスを高めることは，それだけでリハビリテーションの転帰に著しい影響を与えることができる。
(9) ある種の環境（居住場面など）における患者の生活能力から，別の環境（職業場面など）での能力を予測できる。

が悪化するものだと思われてきました。しかし実は本人の病気ではなくて，どういう環境でどういうふうに扱われてきたかによって決まるところが多いということが明らかになりました。例えば施設内に入所している場合に悪化することが多かったり，あるいは患者であるという役割をみずから受け入れてしまったことによったり，また診断名による社会的地位の低下，経済活動に参加する機会を奪われるということ，スタッフがそもそも患者に対してはあまり期待をしないということ，そして薬の副作用というようなことによって悪化するということがわかりました。

さらにスイス，フランス，ドイツで行われた調査によりますと，こういった人々の半数から3分の2ぐらいが長期的には本当に回復しているということも明らかになりました。これらは25年から37年間にわたる非常に長い追跡調査の結果でした。

今，「回復」と申しました。これらの研究において共通の「回復」の定義というのは何かといいますと，みずからの人生をみずからの手に取り戻したということです。まず症状が軽減し，ほとんど，あるいは全く薬を使わなくなっているということもそうですけれども，家族，地域社会の中に再び統合されたということです。社会復帰はあり得ないと考えられていたのは神話であったということになりました。

2番目と3番目の神話は，両方まとめてお話ししましょう。あらゆる入院治療というのはそもそも人々の症状を緩和，軽減するためにつくられていて，その意味で効果は絶大です。しかしながら症状を減らすことはできたとしても，こういった入院治療というのは人々の持っている技能のレベルをかえることはできませんし，地域社会に戻ってからの支援にも影響がありません。先ほどからお話ししたいくつかの悪化要因にも影響を及ぼしません。

さらに院内でどれだけ改善があったかということと，地域社会に戻ってからどのくらいそ

の人がそこにうまくとけ込むことができるかということとの間には関係がないということもわかりました。

次の神話，4番目と5番目をまとめてお話しします。

まず，精神症状というのはその後のリハビリテーションの転帰と密接に関連するという神話。そして，病気の診断名，診断分類は，患者の転帰の重要な情報であるという神話です。これらが神話にすぎないということは実はかなり昔，70年代の研究でも明らかになっていたことでした。80年代でもそのことが追認され，また90年代においても再度確認されています。

すなわち精神症状とその人が地域社会に戻ってどれだけうまく職を得て暮らしていくことができるかの間には関連性がないということです。例えば，個人の作業能力と関連があるような症状，あるいは症状のパターンはないという結論になった研究がありました。もしも診断というのが症状に基づいてつけられるものであって，その症状はリハビリテーションの結果を決めることができないとするならば，三段論法でいうと，診断がこうだからリハビリテーションはうまくいくだろう，いかないだろうということも言えないということになるわけです。

皆さんは，ご自分の経験からいってもそうだろうなということはすぐおわかりいただけると思います。同じ診断名，分裂病でも仕事をもっている人もいれば，仕事をしていない人もいるわけですし，あるいは躁うつ病であったとしても，自立して暮らしている人もいれば，そうでない人もいるからです。ですから，症状をコントロールするということが治療の目的であって，これはもちろんとても重要なことですけれども，その人が仕事を持って暮らしていき，その地域社会の一員になることに関しては何のサービスもまだ提供したことにはならない。治療だけではだめだということになります。

リハビリテーションの転帰は専門家であれば正確に予測できるという6番目の神話に関してですが，実は専門家の転帰の予測は偶然の確率程度にしかできていません。つまり，評価をするときには専門家は尺度あるいはツールを使うわけですけれども，それが症状に基づいて下す評価法になっている。つまりその人が社会の中でどれくらいうまく仕事をして生活していくことができるかという技能をはかるものになっていないわけです。ですから，偶然確率程度にしかあたってきませんでした。

なぜそうなったかというのは，評価はあくまでも症状に基づいてたてられる，あるいはいわゆるグローバルアセスメントとか包括評価尺度と呼ばれるものがありますけれども，それとても人々の技能を大雑把にとらえるに過ぎないものだったからです。ですから，リハビリテーションがうまくいくかどうかをなかなか予測できませんでした。

患者のリハビリテーションの転帰はかかわる精神保健専門家の資格に左右されるという，7番目の神話ですけれども，大半の専門家養成教育課程においては，精神科リハビリテーシ

ョンがカリキュラムに入っておりませんから，どの程度リハビリテーションについての能力を持っているかはその先生の資格を見ただけではわかりません。

ほとんどの専門教育といいますのは，いろいろなセラピーの内容であるとか，どうすればその人にサポートを与えられるかという内容を教えているわけで，どうすれば就職できるかとか，どうすれば会社をやめなくて済むか，あるいはどういう大学のどういうコースを選んだらいいかということを教えるような内容にはなっていませんし，またどうすればうまく人々と暮らしていけるのかというようなことを具体的に教えるような内容になっていません。

あと2つ神話をお話ししておきたいと思います。

8番目の神話。薬物療法は，きちんと服薬遵守をしてもらえれば，それだけでリハビリテーションの結果はよくなるというものです。かつて薬が万能だと思われていた時期がありました。新しい薬，例えば非定型薬などが最近出てきています。確かにそういった薬は症状を軽減することができます。拘束や抑制の使用時間を減らすことができますし，また退院率を上げ，それだけ人々が地域社会で暮らせる時間を長くすることができます。そして何といっても重要なのは，提供されているサービスに対して積極的にさせてくれることです。

しかしながら，薬は人に就職を世話してくれませんし，あるいは社会に貼られたレッテルをはがしてくれるわけではありません。また，きちんとした住宅を提供してくれるわけでもないのです。

そこで，もちろんこの精神科リハビリテーションにおいては，どの薬がいいというような薬物の優劣にはかかわらないことにしています。あくまでも私たちにとって医薬品投薬というのは，提供可能なさまざまなサービスの中のひとつであるという位置づけです。

最後に，9番目の誤った神話をお話ししたいと思います。ある環境でうまくやれる人は別の環境でもうまくやれるという神話です。実際にこのことは本当だと信じられていました。それに基づいてサービスをデザインしたりしていたのです。つまりどういうことかというと，病院内での生活能力の評価を行って，その評価に基づいて病院を出た後のサービスの提供を決めようとしました。

どんな人でも，ひどい夫でひどい父親であるけれども，すばらしい社員だということもあり得ると思います。笑っていただけないのでしょうか。（笑）

ですから，普通はある場所でこうだからといって，ほかでも当然いいだろうというふうにはだれも思ったりしないものです。しかも過去20年間行われてきたいろいろな研究から，このことは繰り返し確認されてきています。

さて，神話についてお話しをまとめたいと思います。まず症状と生活能力・生活技能とは別のものです。どの人が成功し，どの人が成功しないかという予測技術に関しては，我々はかなり成績が悪い。そして，精神障害の影響から人々は立ち直ることができるのだということもわかっています。仕事をし，学校に行き，自立して生活する，その機会を増やすことは

可能なのです。

そのような転帰に影響を及ぼすためには，一連の包括的なサービスシステムをつくることが必要です。どのくらいうまくとけ込むか，また復帰することができるかというのは，環境が非常に重要です。

そして最後の点ですけれども，いろいろな研究から確認されたのは，重度精神障害をもつ人々も，病院の住人で時々地域社会に出ていくという立場ではなくて，地域社会の住人でたまに必要に応じて病院に行くという，そういう人になりたいと思っているということです。

ということで，精神科リハビリテーションがどういう歴史的背景の中から生まれてきたのか，私たちの手足を縛ってきた神話についてをお話しいたしました。

3．精神科リハビリテーションの基準

次に，優れたリハビリテーション活動の基準についてお話ししたいと思います。

これからお話しします精神科リハビリテーションのガイドラインは，12カ国の代表からなる委員会が作成したもので，WHOの支援と世界社会心理的リハビリテーション学会の後援を受けています。このガイドラインは最低基準だということを強調しておきたいと思います。

まず最初の点は，精神科リハビリテーションは，人々を対象とするものだということを書いています。重度精神障害を持つ「人」であって，患者ではない。分裂病者でもない。人が対象なのだとしています。

また，あくまでもこのガイドラインは，ほかの人々のグループではなく重度精神障害を持つ人のためなんだということです。なぜそんなことを言っているのでしょうか。それは例えば，精神障害及び何々の人々のためのサービスというような格好にしてしまいますと，世界のどこでも経験してきたことですけれども，この「重度精神障害の人のため」というのがすっぽり抜け落ちてしまうのです。

2番目の点は，すでに先ほどからお話ししていることを反映させたに過ぎません。すなわち精神科リハビリテーション活動において人々は回復をする，つまりみずからの人生をみずからの手に取り戻すことができるということを確認しています。ですから，改善というところに焦点があてられているのです。

したがって，提供されるサービスの評価にあたっても，再発率であるとか再入院率，いわゆる否定的な面で評価するのではなくて，前と比べてどこがよくなったか，どう改善されたかによって評価されていくべきと考えます。ですから，評価指標としても，例えば仕事をしたかった人のうちどのくらいが職場復帰できたか，新たに就職できたか，あるいは学校に行きたかった人のうちどれくらいが学校に戻ることができたか，何％ぐらいの人たちが自分が

精神科リハビリテーションの基準

・対象者の焦点は，重度の精神障害をもつ人にある。
・活動の重点は，生活能力の改善にある。
・協力関係を築き，関係者に力を与える。
・さまざまなネットワークに結びついている。
・身近に医療を利用することができる。

望んでいるような住宅で暮らせているかというようなことであるべきです。

それから，何らかの能力水準，技能水準で維持をするとか，あるいはそういった人々をお世話をするというのは，もちろん悪いことではないと思いますけれども，改善ということ，つまり今よりよくなるということを目指すリハビリテーションのゴールとしては，それだけでは済みません。サービス提供側ももっと改善，向上ができるはずで，しかも対象となっている人々ももちろん向上，改善ができるはずです。改善というところに焦点が置かれています。こちらもよくなれる，そして相手もよくなれると考えるのです。

3番目は，こうしたプログラムというのはパートナーシップを構築し，利用者に力を与えるというふうになっています。

リハビリテーションというのはその人にとってこれがベストだということを評価し，その計画に人を無理やり当てはめるということではありません。これが一番いいリハビリ計画なんだと，こちら側がつくって，そして，「これはあなたにとって一番いいんですよ」ということをうまく説得するということではないのです。

リハビリテーションというのは，そうではなくてその本人が自分の人生において何を目指しているのかということに基づいて，自分で計画を立てる上で支援をするということにほかなりません。対等な2人の人間の間の協力関係，だからこそパートナーシップと呼んでいます。

次に力を与えるエンパワメントについてですが，これは皆さんの立場からいうと，自分を専門家としての立場において，必要に応じて相手に情報を提供できる情報源であると位置づけることです。みずからの人生においてこれを決定していくのはあくまでもその人の責任です。こちらの責任ではありません。

利用者あるいは一般の人々の中でも，専門家になっていった人はたくさんいます。もともと普通の人が法律の専門家になり医者になり，そしてこの精神保健の専門家になってきたわけです。もともと重度精神障害を持っていた利用者も専門家にどんどんなってきています。アメリカに有名な女性の臨床心理士がいるのですが，この人はもともと重度精神障害をもつ人でした。それから私たちのリハビリテーションセンターの上級精神科医も分裂病を持っています。つまりこういった人々はみずからに力をつけ，声をあげて，病気になる前に自分が，そして家族が持っていた夢を達成してきているのです。

そういうお話をしますと，大抵皆さんの頭の中では，「いや，そういう人はいるかもしれないけれども，特殊な例だろう。私たちが毎日会っているような人たちとはきっと別の人種なんだ」と思っていらっしゃると思います。

実は今お話ししました精神科医，私たちのところの上級医師をしておられる方ですけれども，彼が入院していたときには，その病院でいわれたことというのは，「精神障害者向けの職業施設があるから，そこに行けたら君は目標を達成できるね」ということでした。セラピストに対して，「いや，実は自分は医学部に行きたいんだ。それもハーバード大学を目指しているんだ」ということを打ち明けたところ，そのセラピストに何と言われたかというと，「自分の病気を受け入れなさい」ということでした。でも，現在彼が何をやっているかというと，病院の精神保健サービスの部長をしているわけです。いろいろな人の上役，つまり部下を何人も持って研究を行って，論文を次々と発表しています。それを考えますと，この力を与えるエンパワメントという中で，希望というのが極めて重要な要素であることがわかると思います。

この精神科医をしている人は，今でも時々病院に通って症状安定化のために薬をもらっているそうです。まだ時々症状が戻るということです。ですから，魔法の治癒という状況になったわけではありません。そうではなくて，この人がほかの人と違っていたとするならば，自分の病気によって自分の人生が決められてしまうものではないということを理解していたことでしょう。

そういうことですから，このガイドラインのこの部分をきちんと読んだならば，理想的にはまさにサービスの利用者が例えば精神保健機関の役員になっているべきだ，あるいは少なくともどういう組織にし，どういうサービスを開発していくべきかについてアドバイスをするような，そういう諮問的な立場につくべきだということになってくると思います。それだけの手助けがあり情報が与えられ，また訓練，啓発が行われたならば，サービス利用者側もこういった先進的システムの中では強力な発言力を持っていくことができます。

4番目の点は，リハビリテーション・サービスというのは重度精神障害を持つ人々のために提供される一連のサービスの中の1つに過ぎないのだという位置づけです。治療サービス，ケースマネジメントサービス，人権擁護サービス，生きがいづくりサービスなど，そしてまた家族に対する支援サービス，本人・家族に対する自助サービスとあわせて必要なサービスなのです。

先進的システムというのは，障害を持っているその人を中心に据えて，今お話ししたすべてのサービスがうまく機能するようなシステムになって統合化されるように考えていかなければなりません。

最後の5番目の点ですけれども，リハビリテーションは治療ではないということから，そしてまたリハビリテーションはあくまでも障害に焦点を当てる，つまりある役割を果たす上

で難しいところを助けていくということですから，当然それを相補うような，またサポートするような治療サービスというものが同時に，言ってみれば仲間として同僚として存在していることが必要です。ほとんどの人々がまず病気のほうに焦点を当てる治療という側面と，役割というところに焦点を当てているリハビリテーションの両方を欲しいと思っており，また必要としています。その両方があって最良の成果が得られるわけです。

しかしながら治療というのは強制であってはなりません。治療に対して利用可能な，つまりアクセスできる体制が整えられていることが重要です。そのようなシステムができたならば，どういう成果が得られるのかというのを次にお話ししたいと思います。

4．精神科リハビリテーションの成果

精神科リハビリテーションモデルということで実際に行われている例はたくさんあります。それを横断的にまとめて評価した結果が出てきていますので，データを一部ご紹介したいと思います。

まず最初の点。職業に焦点を当てているようなリハビリテーション活動の場合には，就職という形での成果が3倍になることがわかりました。人間の行動は状況によって決まってくるということがわかっていますから，もしも就職ということ，雇用ということを成果として得たいのであれば，それに焦点を合わせたようなプログラム構成が必要になります。

例えば，そういう中では職業上の意思決定技能というようなプログラムの内容にする。それから，単にどんな職でも得られればいいのではなくて，キャリア開発という考え方からプログラムを構成する必要があります。

どういうことかというと，まず最初に自分は働きたいということを決めなければなりません。自分は働く人間であるというふうに思うということは，アイデンティティが変わるということです。自分は患者だと思っている人が自分は職業人だと思うというのは大転換なわけです。

だれもがそういう決定をするわけではありません。自分は働きたい，自分は働く人間なんだと思ったときに，次にじゃあ，どの分野で働きたいのかという意思決定がなされます。自分を働くものであると定義をし，ある職場で長期的に継続的にずっと働き続けるのだということになれば，その職自体，自分がやりたいと思うものでなければ続きません。この考え方というのは，「あきが見つかりましたよ。これをやりなさい」というのとは全く違う考え方です。職を得られればいいのではなくて，キャリアとして将来積み重ねていくものとして捉えられなければなりません。

しかも，職業を中心としたプログラムであるというならば，職を得た後も長期にわたってその人にサポートを続けられるものになっていなければなりません。さらに，そのサポート

精神科リハビリテーションの成果

・職業上の転帰に力点を置く活動モデルは，雇用を３倍にできた（雇用率は30～55％）。
・生活および社会的場面に焦点を合わせた活動モデルは，再入院率を３分の１に減少させた（年間０～15％）。
・どの活動モデルもQOL，自尊心，および当事者の満足度などに良い影響を及ぼした。

のあり方も柔軟性を持っていなければなりません。例えば，とてもたくさんサポートが必要な時期とほとんど必要ない時期があります。

　ということで，職業を中心にすえたリハビリテーションプログラムが存在して，そもそもキャリアをどう積むかというようなところでも支援をし，そしてまたいったん職を得た後に長期にわたってフレキシブルなサポートを提供し続けていくことができたならば，先ほどお話しした研究の成果でわかったとおり，重度精神障害を持つ人の雇用率を30～50％上げることができるということです。

　次に，生活，社会分野に焦点を合わせたようなプログラムが行われた例においては，再入院率を３分の１にすることができています。この場合においても支援の柔軟性が成功のかぎを握ります。どういう支援が得られるのかということは，どのような場所に住んでいるのかによって決定されてはいけません。

　この言い方ではよくわからないと思うので，もうひとつ別の言い方で説明をしましょう。いくつかのリハビリテーション・システムにおいては，あるところに住んでいる人にはこれだけのサポートレベル，別の環境に住んでいる人には別のサポートレベルと固定化されてしまっているのです。例えばアパートに住んでいる，一戸建てに住んでいる，家族と同居している，自立している，あるいはほかの人々と共同生活をしている，いろいろあると思うのですけれども，どういう居住形態であるならばこういうサポートと決めてしまわないで，それぞれのところで柔軟にサービスが提供できる。そうしたところ再入院率を３分の２も減らすことができたということです。

　そして最後の点は，お話ししたような精神科リハビリテーション・プログラムのモデルのどれもに共通していたのは，QOL，自尊心，サービス利用者の満足度というような尺度において良好な成績をおさめたということです。

　社会をはかる基準というのは，その社会がそこに住んでいるすべての市民をどう取り扱っているかだと思います。それによって社会というものははかられるのです。それを考えると，重度精神障害を持つ人々を病院の壁の中に隠してしまう理由というのは全くないと思います。

　また，重度精神障害を持つ人々はほかの市民と全く同じニーズを抱え，同じことを求めていることが研究からも確認されました。ちゃんとした家に住みたい，ちゃんとした仕事を持

って，ちゃんとした学校に行き，家族と暮らしたいと求めているのです。長期間にわたる柔軟性のある支援体制と，本人が望む役割に応じた技能の訓練によって，人々は求めているライフスタイルをみずから獲得することができるということもわかってきています。

包括的な精神保健制度の中に置かれ，現状維持ではなく回復を，そして絶望ではなく希望を，病気を恥じるのではなく，達成，向上ということに誇りを持ち，過去の伝統や神話ではなくて，独創性，イマジネーションを中心としているようなリハビリテーションプログラムであれば，重度精神障害の人々，そしてそれはすべての人々といってもいいと思いますが，社会の中における自分の位置，役割に満足をし，その役割で成功するという成果を必ずや達成できるものと信じています。先進的プラクティスの中にリストアップされているプログラムは，まさにその方向を目指して動いてきていることが確認できたものばかりです。

皆さんの前に与えられている挑戦課題はこうです。日本の政府，専門家，家族，そして利用者のグループが社会に働きかけて病院の門戸を開放させることができるかどうか。長い間我々がやってきた科学に立脚して，地域社会の門戸も広げることができるかどうか。科学的な考え方に基づいたエビデンス（根拠）を大事にし，そしてまた世界じゅうの人々が日本は文明国であって，しかもきちんとした国なのだというふうに考えている。まさにそれを反映したような形でシステムを構築し，地域社会を開放していくことができるかどうかということだと思います。

どうもご静聴ありがとうございました。（拍手）

≪質疑応答≫

当事者：私は学生時代に精神障害者だという診断を受けましたが，その頃から病気とは一体何かということがよくわからなかった。今，麦の郷でお世話になっています。以前コンピューター技術者でしたので，コンピューターを使って印刷をやっております。先生のお話しされなかったことで，病識を持つということについて。働いていまして，果たして自分は本当に障害者なのかということは，あまり意識しなくなってきたんですが，それがリハビリテーションにとってどれだけ重要なことかということについてお伺いしたいと思います。

ファーカス：精神障害があるという意識，これはリハビリテーションにとって重要かということですが，決して重要ではないと思います。大事なことは，自分としての夢をもつということと，そしてその夢を追ってゆくためにまわりから助けを得るということです。人によっては，なぜこういうふうにおかしくなってしまったのかなということを突き詰めて考える人もいますし，今後自分はどういう方向に行くかを考える人もいます。いろいろな方法がありますけれども，そのどちらもうまくゆくと思っています。

ある調査によりますと，病気であるということを拒否する人のほうが寿命が長いと，そういった結果も出ているそうです。何が正しいかはわかりません。

司　会：私は病気を認知することとスキルの障害を認知することは違うのではないかと思います。彼はその違いについて問いかけているのかと思うのですが。

ファーカス：スキルに対しての意識と病気に対しての意識は違うのかということでよろしいでしょうか。はっきり単純に言えばその両者は違うということであって，病気に関して，自分が病気であるということもよく知っている，その病気のこともよく知っている，だけど自分が何ができるか，すなわちスキルに関しては知らない，意識がないということもあるわけです。たとえば，自分は精神分裂病であると，その知識もたくさんある，どういう研究が行なわれているかということも全部わかっている。ですが自分がどういうスキルがあるか，何ができるか，その知識が全然ないということもあるわけです。また，そのまったく逆もありうるわけです。すなわち労働者として，母親として，そのスキルに関して自分はちゃんとわかっている。けれども自分の病気に関してはわかってないということもあります。

宮　本：私も精神科医なので耳の痛い話だったのですが，個人的な質問です。通訳の方が，decent job, decent house をよい仕事，よい住まいというふうな，「よい」と訳されていたんですが，もう少しその decent というふうな意味を教えていただきたい。最後にも decency という言葉を使っておられたので。

ファーカス：以前のリハビリテーションプログラムということになりますと，精神障害者のための授産所みたいな形，そういった特別の作業をする場所，そういった形を基本としたものが多かったわけです。日本ではよくわかりませんけれども，大半の国ではそういう方向を取ったわけです。

　ですから若い人たち，男も女もみんなこんな授産所に行きまして，封筒を折ったり，電球を箱詰めしたり，そういった作業に画一的につかされたということ，すなわち個々人の関心事とはまったく関係なく，その人が以前に持っていた仕事とも関係なく，その人の希望とかやりたいこととも全然関係なく，そういう仕事のやり方，要はその病名の診断に基づいてという作業の仕方でした。

　当事者のグループが言い始めたのは，自分たちがつけるリハビリテーションの仕事というのは，全部，以下の４つのＦでスタートする内容に限られているということです。先ずはフード，というのはお昼ご飯を作ること，それからフィルス，フィルスというのは汚いという意味ですけれども，お掃除をしたりとか，フラワー，これは園芸関係，それからファイリング，これはオフィスのファイリングという仕事です。せいぜいこんな仕事にしかつけないと言っておりました。

　たしかにこれらすべてそれぞれ尊敬すべき仕事ではありますが，しかし生涯を通してこうした仕事をやりたいというものでもないわけです。

　人によっては自分自身が精神科医になりたかった。希望は精神科医なのに，授産所へ行って園芸をやる。そういう人にとって園芸というのは，適した仕事，やりたい仕事ではなかったわけです。

　わたしどもの職場でコンサルタントとしてくる精神科医ですけれども，彼自身は分裂病でした。その人が病院から退院して，リハビリテーションのプログラムとして言われた仕事というのは，そのような内容でした。

　ですからここで言ういい仕事というのは，その人自身の関心事，それと才能，それに対

　　　　　して他方において社会において提供される教育そして雇用の機会，この双方がぴったりマッチしているものということであって，このラベルをつけられたのでこの箱に入れる，というものではないわけです。
　　　　　　この精神科医の場合，治療にあたったスタッフから，もうあなたは再び大学に戻ることなんて絶対できないだろうというふうに言われたわけですけれども，彼自身勉強して，分裂病と診断されてから医大に行きまして，そして博士号もとってそしてちゃんと精神科医としてやっているわけです。ですからこの場合これが彼にとってのいい仕事というわけなんです。
　　　　　　それからいい家といいましたのも，要するに分裂病だから，じゃあその場合はこういった共同のホームで暮らすとかそういったがっちりした決め方ではなく，人によってはアパートに住みたい，誰か他の人たちと住みたい，一人で住みたい，それぞれの希望というのがありますから，その人につけられたラベルというかレッテルでもって決めてしまうのではなく，個々人の要望に基づいて住み方も決めていくということです。
司　会：どうもありがとうございます。最後に盛大な拍手でお願いいたします。（拍手）
　　　　　　　　　　　　　　　　　　　　　　　　　（以上，和歌山シンポジウム）

司　会：それでは会場の皆さん，ファーカス先生の大変科学的な，しかも刺激的なプレゼンテーションがありましたけれども，何かご質問があればどうぞご遠慮なく。はい，どうぞ。
広　田：ようこそ日本へおいでくださいました。また日本政府のことまで言っていただいて，ありがとうございます。日本政府が来ていないのが非常に残念です。
司　会：すみません。もし許せばお名前と所属を。
広　田：午後から発言させていただきますから名乗りますけれども，精神医療サバイバー＆保健福祉コンシューマーの広田です。
　　　　　　先ほど臨床心理士の方と精神科医の方が精神病の本人だというお話をされたのですけれども，日本でも例えば保健所のワーカーさんとか，私の知っている精神科医とか，お薬を飲んでいる患者さんでいるのですけれども，そういうことを名乗ると，やはりそのご本人が不利益をこうむることもあるし，関係者に与える影響もあるということで，ご本人がカミングアウトされていない場合がたくさんあります。先生がきょうお話しされたのは，そのご本人たちは，つまりコンシューマーや家族にもカミングアウトされているのか，先生のような方にカミングアウトされているのか，お聞きしたいと思います。
ファーカス：カミングアウトしているのかというご質問だと思います。今，状況を説明してくださいましたけれども，これはどの国でもそういう時期はある。日本はその時期なのだなという気がいたしました。つまり烙印という状況，恥ということで口にしない，できないということがあったわけです。
　　　　　　さっきお話しした2人は確かに非常に勇気のある人たちで，勇気を持ってカミングアウトをしたわけですけれども，そういうような形で知られている人，有名人というような人たちが次々に自分の診断名を明らかにし，自分の体験を人々の前で語るようになりました。そうなればなるほど，だんだんとより多くの人々が口を開くことができるようになって，いわゆる烙印と呼ばれているのですけれども，社会的なレッテルがだんだん薄まっていきました。

　　　　　自分を，あるいは周りの人を守るためとはいえ，カミングアウトをしないということになりますと，一般の人々の頭の中にある印象は時々新聞紙上を賑わす，人を殺してしまったとか，あれをした，これをしたという悪いイメージだけになってしまうのです。
　　　　　ひとりではなく集団でカミングアウトできると少しお互いに助け合うことができるかもしれません。
広　田：それはカミングアウトする側の話で，カミングアウトされたユーザーや家族は動揺しないかどうか。いいですか，聞いちゃって。
ファーカス：先ほどから言っていますとおり，社会での考え方，レッテルを変えていくというのは容易なことではありません。大変なことです。先ほどお話しした2人の例に関しては，家族から完全なサポートをもらって公にしました。言ってみればコミュニティとしてそれを公にすることを決めたというような格好でした。
　　　　　もう1つ，アメリカでは最近こういったサービス，プログラムをやる場合には，必ず利用者の代表が役員の中に入っていなければならなかったり，あるいは諮問委員会のメンバーに名前を連ねていなければならないというふうに決まってきています。
　　　　　それから，研究プロジェクトをやる場合にもコンサルタントということで，実際のサービス利用者が入っていなければいけないということになりました。そうなってきますと，逆にカミングアウトして自分はそうだと言ったほうが，その人たちに「アドバイスをくれ」と言ってきてもらえるという意味でメリットがありますし，我々の側あるいはサービス提供者の側としても，何人いるかで点数が高くなったりするわけですから，一生懸命探すということになるかもしれません。
　　　　　また，私たちの研究訓練センターの場合ですけれども，私の同僚にあたる人たちは利用者が多いです。51％がサービス利用者，あるいはその経験を持っていた人ということで，51％もそういった人たちが我々センター運営側に入っているということから助成金が下りたりしているものですから，重要な項目になっています。
　　　　　ただ，そこまでなっているアメリカでさえ，今でもカミングアウトはつらいことです。
司　会：どうもありがとうございました。それではほかにご質問ある方，どうぞご遠慮なくお手を挙げてください。はい，どうぞ。もし差し支えなければ所属とお名前を。
藤　平：群馬にあります利根中央病院の精神科で研修医をしております藤平と申します。まだ1年目の医者で経験もわずかなんですが，大変興味深いお話をありがとうございました。精神科リハビリテーションの基準ということに関して2点質問させていただきます。
　　　　　まず1点目は，対象者の焦点を重度の精神障害を持つ人と，重度と限っておられるわけですが，これはなぜかということが1点目。
　　　　　2点目としまして，今後その重度の方だけではなく，もう少し軽い状態の方にまでリハビリテーションの可能性を広げていくことはどうなのかということ。このあたりについてお話をいただければと思います。よろしくお願いいたします。
ファーカス：この分野がどのような形で生まれてきたのかという，過去の経緯というところが大事なんだと思います。先ほどお話ししましたとおり，地域社会の中のメンタルヘルスクリニックというところが重度精神障害もみるようになってきた。そもそもは60年代ぐらいからだんだんそういう流れがありました。ところが何が起きたかといいますと，自分たちが取り扱いやすい，面倒をみやすい人たちばかりをこういったクリニックが手がけるように

なっていってしまったのです。

　今研修医であるとおっしゃいましたけれども，例えば精神分析的サイコセラピーというようなことを学ばれると思います。例えばそれを勉強してきた先生であれば，それがとても有効でうまくいく人たちばかりをみたいというふうになっていってしまいます。そういうことがあったがために，10年，15年とたつうちに地域社会のクリニックはだんだん重度患者，重症の人たちを外へ押しやることになっていってしまいました。コミュニティのメンタルヘルス・クリニックというのは，中等度あるいは軽度の精神障害ばかりを扱うようになっていってしまったわけです。

　そこで，重度患者は最終的には「タバコとソファ」と私たちは呼んでいるのですが，そういうところへ追いやられることになってしまいました。つまり，タバコをふかしながらテレビを見ているばかりの，そういうプログラムに追いやられることになってしまったのです。

　実は何もアメリカばかりではなく，同じことがいろいろな国で起きました。そこで精神科リハビリテーションというのは，まずこの置き去りにされてしまった，忘れ去られてしまった重度障害の人のためのものだと宣言することになったのです。ですから，重度だけを入れますという基準がガイドラインに書いてあるとお考えにならないで，我々は誰も置き去りにしないというふうに理解してください。

司　会：どうもありがとうございました。たくさんご質問があると思いますけれども，時間の都合でこれで終わりたいと思います。

　ファーカス先生にもう一度盛大な拍手をお願いいたします。（拍手）

　　　　　　　　　　　　　　　　　　　　　　　　　　　（以上，東京シンポジウム）

第3章
日本の5つのベスト・プラクティス

帯広ケア・センター

帯広・十勝圏域における生活支援
―― 帯広ケア・センターを中心として ――

帯広ケア・センター　門屋　充郎

はじめに

　帯広ケア・センターの活動が心理社会的リハビリテーション領域における先進的活動と評価されたことは，活動してきた私たちにとって大変光栄なことである。しかし，私たちの活動が先進的というならば，日本の精神障害者に対する心理社会的リハビリテーションの実態は大変貧しいと言わねばならない。

　私たちは，心理社会的リハビリテーションについて十分に知ってはいない。むしろ，この領域を意識して活動の内容を考えてきたわけではなかった。私たちは，ほぼ20年以上，医療の場で出会った患者から求められ，医療活動では充足できない活動を，医療のアプローチではない方法によって地域活動を生活中心の視点によって展開しつづけてきた。医療の現場で出会い，医療活動の過程で訴えられた精神障害者の個々人の生き方を実現させるべく，別な表現をすれば彼らのニーズを満たすサービス資源を開発しつづけ，提供しつづけた結果として現在の活動がある。今まで，当地の精神保健福祉に関するグランドデザインを関係者の合意をもって描いたことはない。だから，資源は極めて散在的であり，非組織的である。私たちは一貫して精神病院の現状の対岸に目を向けてきた。施設化に抗すること，医療への中心化を排除すること，お金がなく，資源作りの制度もない状態で安上がりにできること，田舎ゆえにマンパワーが確保できないなかでの工夫等が基本課題であった。ごくふつうの街中に存在する建物やごくふつうに暮らしている精神保健福祉には縁もない市民を，精神障害者の利用できる資源として，彼らを支えるマンパワーとして活用することしかできない地域条件の中で展開してきたのである。今流に表現すれば，フォーマルケアは望めないために，インフォーマルケア中心の地域活動を展開してきたといえる。結果的に，地域生活支援としての活動が可能となってきたのである。

　ここに報告するのは，精神障害者通所授産施設「帯広ケア・センター」を中心に展開している帯広・十勝圏域の精神保健福祉活動の一部である。

　当地域の活動が注目されるようになってから，たかだか10年程しか経過していない。1992年4月に出された国際法律家協会（International Commission of Jurists：ICJ）の日本

政府への勧告書に，当地域の活動が次のように紹介された。「北海道十勝で得られた経験は，継続的ケアを与えるためにメンタルヘルスケアの制度を調整することが可能であることを示している…」とし，精神障害者の社会復帰法制や福祉施策が未確立の精神保健衛生法下において，法外施設として一般住宅を活用するやり方，財源不足のままの苦しい活動を行い，今日の土台を築いてきたことが注目されたのである。急に視察者が増えた背景をしばらく知らなかった私たちは，この勧告書が翻訳されて紹介された結果であることを知ったのはかなり後のことである。

そして，国際ベスト・プラクティス選考委員会から「世界中から，我々が最も良いと考えるリハビリテーションを実践しているプログラムの一覧表を作成しつつある。あなたのプログラムも，それを成し遂げつつある業績が認められ推薦された…」と連絡を受けたことに，大変驚かされたのである。

繰り返すが，私たちの活動が先進的というならば，日本の精神保健福祉活動は大変貧しい状況にあるといえる。私たちの活動はひとつの事例ではあっても，決して優れたものではなく，ごくあたりまえに，必要に迫られて活動してきた結果に過ぎないのである。正直言って，先進地域に選ばれたことにいささかの戸惑いを感じつつ，自らの活動を見つめなおす良い機会を与えられたことに感謝している。

1．私たちの活動エリア「帯広・十勝」について

我々の活動地域「帯広・十勝」は，北の大地北海道の南東部に位置しており（図1），北は大雪山系，西は日高山脈，東は釧路との境にある丘陵地帯，南は襟裳岬を南端として太平洋に面して開かれ，肥沃で広大な北の大平原たる十勝平野の中央を北の大雪山系から悠々と十勝川が流れている。広さは東京都と千葉県，埼玉県を合わせた面積に等しく，全国で最も広い二次医療圏であり，三次医療圏が重なっている珍しい地域である。この圏域を「十勝」支庁管内と呼び，北海道の広域行政圏域となっていて1市17町2村があり，私たちが活動拠点としている17万余人が住む帯広市は中央に位置している。域内人口は36万人と少なく，人口密度の低い地域である。気候は，夏は30度を越えるが湿度は低くすごしやすい，冬はマイナス30度前後の厳寒の大陸性気候で，四季の変化がはっきりとした地域である。年間を通して日照時間は2,000時間を超えて長く，晴天に恵まれている。開墾されて120年ほどのこの地は，全国各地から移住した習慣，文化，風俗の違う人々が暮らしてきた。厳しい寒冷な気候と大自然の中で生きるための智恵を育み，共に力を合わせて暮らしてきた。先住民族アイヌの人々との忘れてはいけない忌まわしい歴史も背負った地域でもある。厳しい寒冷な気候である大自然の中で生きるためには，皆で力を合わせなければ生き残れなかったこの土地，多様な方言を持ち習慣の違う人々が生きる智恵として，早くから標準語が慣用言

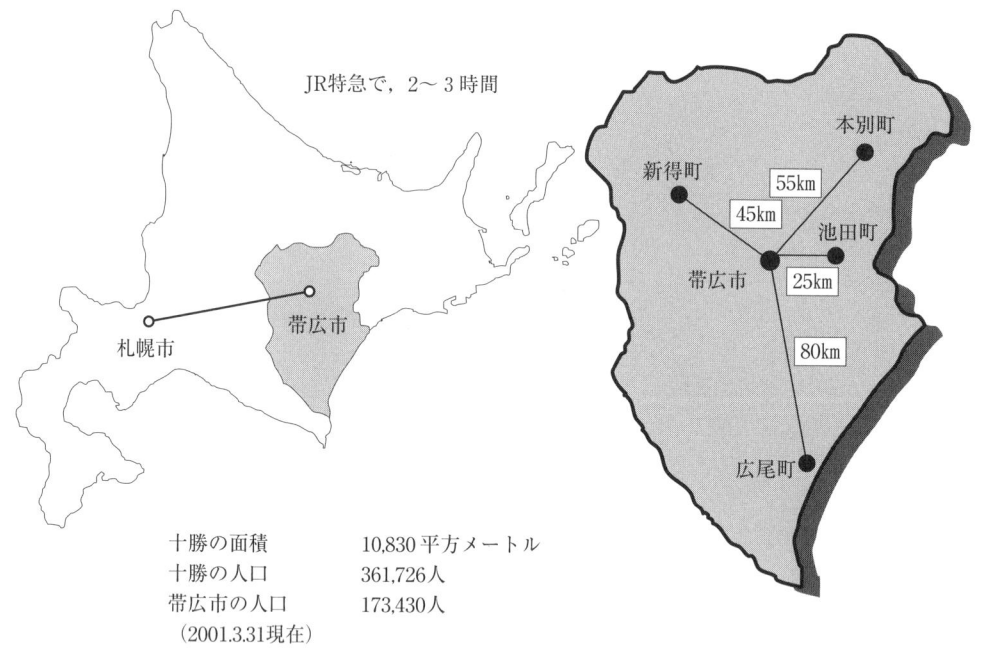

十勝の面積	10,830 平方メートル
十勝の人口	361,726 人
帯広市の人口	173,430 人
（2001.3.31現在）	

図1　私たちの活動エリア「帯広・十勝」

語となり，相互に折り和えをつけて習慣の違いによる摩擦を避けてきた文化も育み，共に力を合わせて暮らしてきた。これらの協働意識は高度経済成長期に急速に崩れてきたが，過去の風土は今でも底を流れているように思える。今では日本の食料基地と呼ばれ，アメリカ・カナダ型の大規模・機械化農業を主産業とする地域である。この三方が山に囲まれ一方が海という地理的条件が，他の地域との日常的交流を困難とし，経済・文化等の活動において，十勝モンローと他の地域から揶揄されてきた。精神医療に関しては他の地域の医療機関にアクセスしにくいことから珍しい完結型の診療圏を形成してきた。行政的に定められてはいないが，精神保健福祉圏域も重なっていて，この地域に暮らす36万人の住民が，十勝の精神病院を利用し，十勝の精神保健福祉資源を利用せざるを得ない状態となっている。他の地域からの利用者はほとんどいないことから，これほどの広域で完結した診療圏，精神保健福祉圏域は全国的に大変珍しいに違いない。圏域中央に位置する中核都市帯広に，精神病院も多様な精神保健福祉の資源も集中している。

2．背景としての精神医療

　心理社会的リハビリテーション活動が精神障害者にとって有効な活動と評されるためには，当然その地域の入院患者が減少し，入院期間も短くなるなどの成果が見られなければならないと考えてきた。私たちは，本人の希望をかなえつづけると，当然入院患者は減少し，

入院期間が短縮されると考えてきた。一人の人間が精神病となることによって大きく人生設計を変更するということはやむをえないこともある。しかし，入院という限られた，自由のない暮らしを長期間甘受しなければならないのは不幸といわねばならない。家族が引き取らないから，社会に彼らの生活の資源がないからといって入院が延長されつづけていることは，医療本来の目的からしても極めて不条理な現実である。

　精神障害者問題は，精神医療の対象であり精神医療の課題である。しかし，精神障害者精神病を抱えて生きる人への援助は決して精神医療だけの役割ではない。医療が不足していた1965年頃の日本では，病床の不足があったから地域精神医療・保健の必要性が存在していたように思う。しかし，1970年代の精神病院増床政策は，見事に医療中心の援助システムを構築する結果となり，地域精神保健福祉活動の形骸化をもたらした。この結果，現在に至る精神医療の機能拡大，医療に生活も福祉も包括された構造となり，地域で医療以外の保健・福祉等の各種社会制度による責任を伴う活動が育たなかった背景が存在したのである。医療が社会から本来の役割（病気を治す，症状を軽くするなど）を求められた時代から，今や医療の現状を維持するために生活までをも担う医療へと役割拡大（拡散を含む）したことによって生活を社会に委ねる本来の姿を失った状態となったように思う。

　精神障害者を支える基本には，良質な精神医療が絶対条件である。不幸にして精神病となり，精神障害者（この言葉を注釈なしに使うことにはいささかの抵抗があるが……）として暮らす住民にとって，症状を軽減し，障害の程度を極力おさえ，回復させ，再発を防ぐなどには精神医療は欠かせない。生活支援が安心して行える背景には，何時も迅速に対応してくれる身近な精神医療があり，危機介入を含む質の高い精神医療がなければならない。特に，精神医療と多様な地域活動資源との信頼関係は重要なことである。当地の地域活動が安定的に継続できた最大の背景は，当地の精神医療が，一部に問題はあったものの，総じて良質であったことによる。

　当圏域の精神医療機関は表1の通りである。当地の精神医療が全国の傾向と違っているのは，国公立病院が66.7％（全国11.3％），私立病院32.1％と割合が逆転していることである。万対病少数も全国28.5床に対し22.7床であり，万対在院患者数は全国28.3人に対し17.8人と極めて少ない。私は少なくとも万対15までは可能と考えている。平均在院日数は，全国391日に対し208日と短い。病床利用率は全国93.4％に対し76.8％であり，ベットの余裕は救急対応，危機対応の可能性を拡大している。

　私たちの地域活動が医療に与える影響は確実に医療統計に認められるようになってきた。1990年に970床だった病床は10年後の2000年には824床に減った。数年後には693床に減ることが決まっている。この程度でも十分に病床は足りていると考えている。

　広域な医療圏は人口密度の低さなどから交通の便は悪く，通院の不便さという問題を抱えている。通院服薬中断の解消は，精神医療にとって昔から大変大きな課題である。そこで，

ほぼ30年をかけて，私立精神病院の精神科医の努力により続けてきた，医療機関から離れた保健所でのサテライトクリニックは，北海道の単独事業として取り上げられ，1995年8月，帯広から車で1時間ほどの町立病院に北海道から指定された精神科のサテライトクリニックが開設された。通院の利便を図ることによって通院服薬を継続させ，再発予防を行い，早期発見，早期治療も可能となり，精神保健福祉相談も行うことで，第一次予防も期待される。そして，町立病院内の他科の患者に対するリエゾン精神医療の役割を果すこともできる。加えて，その地域の住民と保健・医療・福祉関係者に精神障害者に目を向けてもらえることとなり，精神保健福祉の啓発となり，精神科の敷居が低くなって一般化が可能となる。このサテライトクリニックには，帯広にある公私の複数の病院から精神科医が交代で派遣され，精神保健福祉士も共に活動している。

このように，完結型診療圏の精神医療全体が欧米並みの病床数に近づいているのは，多様な地域資源の展開と関係がある。逆の見方をすれば，このような良質な精神医療があればこそ，地域活動が豊かになり，医療・保健・福祉の連携ができていることとなる。

3．退院促進，社会復帰活動から地域生活支援へ

精神医療の現状は，結果的に社会的入院を含む長期入院によるインスティテューショナリズムなどの能力障害を認め，生活のしづらさを抱えた入院者の退院促進に力を注いできた。彼らの多くは家族とは疎遠となり，家族の受け入れ状況は変化していて，誰も頼る人がなく，精神病院に埋もれた人たちの退院促進はとても困難であった。病院内でさまざまなプロ

表1　精神科医療機関

- 単科精神病院
  - 北海道立緑が丘病院　1953年開設　240床　2001年 30床減
  - 国立十勝療養所　　　1964年開設　250床　2003年150床減予定
  - 柏林台病院　　　　　1965年開設　110床　1999年 17床減
  - 医法　大江病院　　　1969年開設　154床　1999年 21床減
- 総合病院精神科
  - 帯広厚生病院　　　　1966年開設　70床
  - 帯広協会病院　　　　1966年開設　0床　1996年 78床減
  - 　　　　　病床数　　　　　　　　824床（2003年　674床に）
- 外来クリニック
  - 萩原医院　　　　　　　　　　　1974年開設
  - 田中医院　　　　　　　　　　　1979年開設
  - 音更リハビリテーションセンター　1984年開設
  - 三浦クリニック　　　　　　　　2001年開設
- サテライトクリニック：2町立病院
- デイケア：一般精神科　2カ所　定員80名　　痴呆：1カ所　定員15名
- 夜間外来：2病院　　・思春期病棟：1病院　　・院内学級：1病院
- 訪問介護：5病院　　・PSWの地域活動：4病院
- 統計：　万対病床：22.8床（全国：28.3床）
  在院患者数：17.8床（全国26.4床）
  病床利用74.2%（全国93.2%）
  平均在院日数：208日（全国362日）

グラムによる社会復帰活動や作業療法などを行っても，自活する能力回復には困難を伴い，社会に能力障害を補完する多様な社会資源がなければ長期化する一方の人たちが存在している。退行し，依存傾向を強め，失われた生活能力の回復を待っていると，精神病院の滞在が長期化してしまう。長期入院は結果的に生活技術と適応能力をますます低下させる。誠に不幸な負の強化を日本の精神医療は繰り返してきたといえる。病院の中の社会復帰活動，作業療法が皮肉にも長期入院を余儀なくさせるという事態が続いてきたのである。

　私たちはこの問題，いわば歴史の後始末に注目してきた。この精神病院に埋もれた人たちの人生を取り戻す活動に本格的に取り組み始めるには，中長期的戦略が必要であった。私たちは1970年代の半ば頃から本格的にこの課題に取り組み始めた。長期入院者の社会復帰活動に彼らの残された能力によって生活可能な条件を探り，いかなる環境整備が生活成立の補完的役割を果たすのかについて吟味することから始めた。これらの社会活動，社会資源開発は，広義の社会復帰活動と言えるが，私たちはあえて生活支援と呼んで活動を展開してきた。

　私は今までの病院を中心に行われてきた「社会復帰活動」と「生活支援」を注釈付きではあるが次のように分けて考えてきている。日本の「社会復帰活動」は医学モデルに従って，疾病，症状，病理，問題等の個人の中で起こっているネガティブで特異な現象を明らかにし，そこに注目して除去，改善，解決を図る諸過程として展開されてきた。多くはステップ方式の課題解決積み上げ方式である。一方，「生活支援」はその対象者1970年頃から提案され始めた生活モデルに従って疾病を抱えた人，問題・課題を抱えている人として理解し，精神病と障害はその人の一部の病理として捉え，生活を営む上での個人と環境の相互・相補的関係と状況に焦点を当て，個人と環境のポジティブな側面を総動員し，暮らしやすい状態を作り出す諸過程である。「社会復帰」は，病院から家庭・各種社会復帰施設，一般社会，経済活動への参加，社会的自立への一連の過程である。「生活支援」は，医療も生活を成立させる社会のひとつの資源として捉え，市民が生活を営むために利用している社会の諸資源を活用し，不足な部分を補完する施設，サービス，制度を動員し，生活を成立・維持し，少しでも生活の質を高める諸過程と考えている。この過程では彼らのエンパワメントを引き出し，セルフケア能力の開発によってより高い自立への方向を志向する。当然ながら，ここでは本人の主体性が尊重され，自己決定によって進展する。必要ならば専門職以外の市民との関わりを活用し，環境を変化させ，諸制度を調整し開発するといった幅広い活動が含まれている。

　精神保健福祉法に基づく各種社会復帰施設の活動のなかには，残念ながら医学モデルに基づく医療の枠組みによる援助実態が認められる。不幸にも，彼らは世話を受ける人という入院生活同様の受身的社会的役割が固定されたままとなっているのである。どうも日本では障害者の主体性を尊重した本来の平等意識が欠けているのかもしれない。ないしは，専門職の

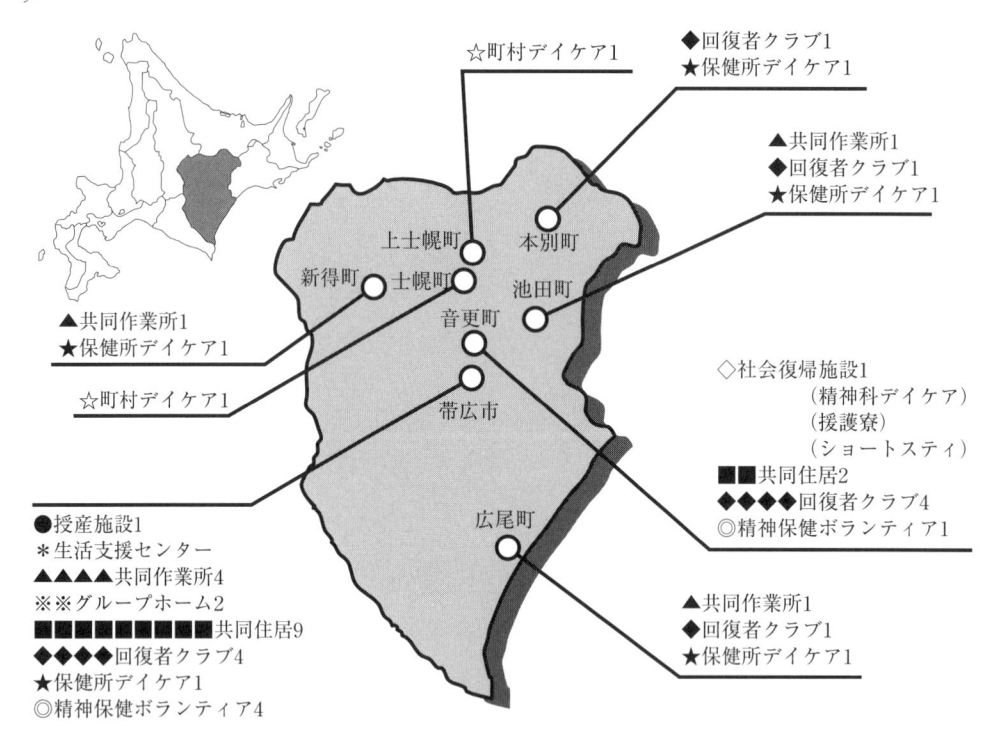

図2 十勝の社会資源（2000.8.1現在）

（地図中の記載）
☆町村デイケア1
◆回復者クラブ1
★保健所デイケア1
▲共同作業所1
◆回復者クラブ1
★保健所デイケア1
上士幌町　本別町
新得町　士幌町　池田町
音更町
◇社会復帰施設1
　（精神科デイケア）
　（援護寮）
　（ショートステイ）
■■共同住居2
◆◆◆◆回復者クラブ4
◎精神保健ボランティア1
▲共同作業所1
★保健所デイケア1
☆町村デイケア1
帯広市
広尾町
●授産施設1
＊生活支援センター
▲▲▲▲共同作業所4
※※グループホーム2
■■■■■■■■■共同住居9
◆◆◆◆回復者クラブ4
★保健所デイケア1
◎精神保健ボランティア4
▲共同作業所1
◆回復者クラブ1
★保健所デイケア1

精神障害に対する内なる偏見に気づかずにいるためなのかもしれない。精神障害者の社会生活を成立させ，継続し，彼らの選択による生き方を保障するためには生活支援が欠かせないのである。

4．私たちの開拓し続けている多様な社会資源（図2）

　私たちが長期入院者やかなり社会生活が困難な精神障害者の生活支援に地域で本格的に取り組んでほぼ20年となる。私たちは，法制度や公的援助のない状況の中で彼らの生活の場を社会に作り始めた。具体的には，住宅を確保し，日中過ごす場を確保し，不足な資源開拓を続けている。「たとい精神病になっても決して精神病院に彼らの人生を埋もれさせてはいけない」ということを基本命題にして，彼らの暮らしを基本に据えて考えてきた。以下に，社会資源の概要を示す。

A．住居資源
　表2は当地の住居資源の一覧である。
　私たちの本格的な住居運営は1982年16人が生活できる住居『朋友荘』を住宅街に開設したことから始まる。町内会の強い反対の洗礼を受けたこの住居は，私たちの将来が多難であ

表2 住居資源

種類	名称	定員	開始	所在地	運営主体	法制度・補助金等
援護寮	おとふけ荘	20	1984	音更町	北海道	精神保健福祉法/国・道
グループホーム	＊ビエント	6	1995	帯広市	福祉法人	精神障害者地域生活援助事業/国・道
	＊ひまわり荘	7	1999	帯広市	福祉法人	精神障害者地域生活援助事業/国・道
	ドリームハイツ	6	1999	帯広市	福祉法人	精神障害者地域生活援助事業/国・道
共同住居 北海道精神障害者共同住居運営事業	＊朋友荘	16	1982	帯広市	朋友会	北海道単独事業/道・帯広市
	＊悠夢ハイツ	20	1988	帯広市	朋友会	北海道単独事業/道・帯広市
	あおぞら荘	9	1988	帯広市	運営委員会	北海道単独事業/道・帯広市
	＊石田荘	8	1993	音更町	朋友会	北海道単独事業/道・音更町
	高橋下宿	12	1995	帯広市	運営委員会	北海道単独事業/道・帯広市
	佐竹荘	6	1995	帯広市	運営委員会	北海道単独事業/道・帯広市
	すみれ荘	10	1996	帯広市	運営委員会	北海道単独事業/道・帯広市
	＊コーポ長浜	9	1999	帯広市	朋友会	北海道単独事業/道・帯広市
	＊こもれび	6	2000	帯広市	朋友会	北海道単独事業/道・帯広市
	＊ひだまり	6	2000	帯広市	朋友会	北海道単独事業/道・帯広市
	＊飯高荘	4	2000	音更町	朋友会	北海道単独事業/道・音更町
管理住居	＊ハイツローヤル	10	1995	帯広市	朋友会	
	＊ひまわり荘	4	1998	帯広市	朋友会	
	＊フラワーレジデンス	10	1998	帯広市	朋友会	
	＊マナベハウス	5	2000	帯広市	朋友会	
合計	19カ所	174				
支援下宿・アパート	数箇所	50室以上				

ることを予見する出来事から始まった。私たちは3つの精神科医療機関に働いていた5人のPSWによって運営委員会が作られ，運営原則から取り組み始めた。まず合意されたのは，1）施設化させないこと，2）管理人をおかず，当事者を責任者とする共同生活方式を原則とすること，3）特定の病院の付属施設化しないこと，4）入居者は特定の病院退院者に偏らず常にオープンシステムにすること，5）生活保護で生活が成立すること，6）自炊能力・金銭管理・社会資源の利用などの基本的生活技術と能力に問題がある人が利用すること，7）退院を希望している人，を対象とすることなどである。そして，入居規則は作られず，入居した人たちとの合同ミーティングにおいて必要な規則を全員で作ることを原則とした。私たちのこれらの諸原則は，1970年代，日本に紹介されたイギリスの活動，治療共同体の考え方に影響されていた。当時私たちは病院において病棟ミーティングを繰り返し，現金所持やマッチを持つこと，私物を自己管理し，外出を自由にし，入院形態を同意入院から自由入院へと切り替え，本人との治療契約に重点を置くことに取り組み，病棟規則を入院者の意向を取り入れて改正を繰り返す活動に取り組んでいた。当然，一般のアパートに退院できる者，食事つき下宿への退院などはゲリラ的入居も含み努力していた。また，院外作業先の社員住宅を借りた共同住居支援は，多くの示唆深い共同生活援助の方法を学ばせてくれ

た。しかし，退院を希望する能力障害の重い人たちは，基本的生活技術を病院で身に付けるのには益々長期入院となることは必至であり，私たちが管理し，365日3食つきを含むケアつき住宅はどうしても欲しい社会資源であった。1982年8月1日日曜日に5つの病院から退院した人たちの入居が開始された。私たち5人のPSWはボランティアの管理人として，直接援助者として，自らの自宅の電話を入居者に伝え，休日に関係なく24時間いつでも対応できる体制をとって始められた。この朋友荘に退院した人たちは，民間のアパートや食事付の下宿などでは生活が困難であり，受け容れられない人たちが対象であった。自炊能力はなく，お金の管理もできず，銀行の利用も交通機関の利用方法も知らない人たちが入居したが，時間と共にそれなりの暮らしの智恵と技術は拡大されていった。最も驚いたことは，入居者同士の支え合いがそれなりに行われ，それが彼等の生活成立と継続に多大の力を発揮したのである。一方で病状増悪の入居者に対しての対応の中には，早く強い排除傾向や拒否的態度を示すことのあることにも気付かされるなど，生活支援の現場から学ぶべきことは誠に多くあったのである。

　以来，私たちの作る社会資源に限らず，帯広・十勝で作られる資源はすべて，オープンシステムとなって開拓されつづけられることになった。1984年に日本で4カ所しかできなかった公設のホステルとデイケア複合型の施設が開設されたが，この施設利用もこの原則に従い，通院先の病院・主治医を変えることなく利用できる体制が作られた。このホステルは1年間を入居期限としていたことから，その後多くの住宅資源を開拓する必要があり，住宅資源開発が大きな課題として取り組まれた。この活動は私たちとも連携し，双方が開拓した住居の情報交換が定着することとなり，以来，住宅空情報の公開が定期的に開かれる地域精神保健関連会議や日常的ヒトネットワークを利用して利用者への便宜が図られることとなった。1988年，私の活動に理解を示す経済人によって20名が入居できる下宿形態の住居が新築された。この住居も1カ月以内に満室となるほどであった。その後も開発を続けてきたが，1997年から住居のアメニティを高める課題に取り組み始めた。具体的にはワンルームマンション形式の各室にトイレ・風呂がついている住宅資源の開拓である。今後，10年，20年先のことを考えて今までのような，共同のトイレ，協働の風呂といった寮形態の住宅から，独立性の高い住宅への転換が課題であった。1999年には10人が暮らせる住宅を理解ある市民が新築してくれた。この住居はバス・トイレ付きで単身者の部屋が6室，精神障害者同士の夫婦や親子でも入居できる，2LDKの部屋2室のあるアパートである。2000年には18人が入居できるワンルームマンションも理解ある経済人によって提供され運営を始めている。いずれも，私たちの開発する住居は，生活保護であっても入居できる家賃となっている。これらの直接運営する住宅以外に，複数のワンルームマンションやアパートの一部の賃貸借権を確保し，入居を任せられている物件もある。いわば不動産屋的住居の管理を行っているのである。住居はまだまだ不足している，今後はすでに利用はしているが公営住宅の

活用が今まで以上に拡大されることが課題である。私たちは1982年に朋友荘を開設以来，北海道に対し，管理人ないし世話人の人件費と建物の修理修繕費用についての補助金制度の創設を働きかけていた。1992年に北海道は共同住居補助金制度を単独事業として始めてくれた。翌1993年国はグループホームを事業化され，私たちはこれらの補助金制度の活用を試み，現在は3つのグループホーム，9つの共同住居，3つの管理住居，その他支援下宿と呼んで精神障害者であることを承知した上で入居させてくれていて，困った時には専門職スタッフが介入するといったアパートなどが数カ所ある。公設のホステルは援護寮となり，1990年前後からショートステイとしても機能を拡大してくれていて，入院を予防する役割まで果たすようになっている。住居は多様なサービス内容と運営の仕方がなければならない。精神障害者にとって人生の基地としての住居資源の確保は，地域生活の最も基本的な課題である。

B．通所資源

当地域で最初に作られた通所資源は，1975年前後から保健所が始めた社会復帰学級であった。十勝圏域には5カ所の保健所があってそれぞれに始められた年代は違っても社会復帰学級なる通所資源が作られた。いずれも週一回程度の開催であって，その活動内容は総じてレクリエーション活動やスポーツ，食事作りなどの日常生活技術の習得といった内容であった。一部の社会復帰学級が中心となって地域小規模作業所を開拓したところもある。

1984年に公立の精神病院の付属としてデイケア施設が開設された。このデイケア利用はこの地域特有の運営がはじめから認められた。それは，それぞれの利用者が通院病院，主治医を変えることなく，デイケアを利用するというものであった。当地では社会資源を誰が作ろうと，何処が運営主体であろうと，すべて公共的性格であり，地域社会の資源であるという考え方が貫かれている。誰もが利用できるオープンシステムとして存在している。特に昨今多様な社会復帰施設が税による補助金によって設立されるが，これは明らかに社会に開かれ，社会の財産，社会資源としての性格をもっているということを再認識しなければならない。特定の医療法人が設立し運営したとしても，他の医療機関利用者も自由に利用できる権利が保証されるオープンシステムでなければならないという考え方が当地の合意されたものである。

私たちは1986年に当地域で始めての作業所を開設した。当時，作業所補助金は家族会が配分しており，家族会立の作業所以外には補助されず，運営委員会方式の作業所であった私たちは補助金もなく，市民の善意によって無償で家屋を借り，スタッフはボランティアだけという実態から始められた。制度のない時代の資源運営は大変な困難を伴っていた。数少ない補助金制度は一部の団体にしか流れないという不合理に，何の打つ手もなく，我々にも行政の支援を!!と叫び続けるばかりであった。

精神障害者が選択できる多様なメニューを地域に作りつづけよう!! というスローガンは，当時から今も続いている。何もしない通所場所としての「溜まり場」なる活動は，市の総合福祉センターの一室を借りる形で始められた。市の保健婦や保健所のスタッフが交代で運営責任を担っていたが，途中から心の病ボランティア講座を受講したボランティアが支える資源へとなっている。

　1994年に開設したクッキーハウス「ぶどうの木」は，現在主婦2名とお菓子作りの好きな調理師学校を出たばかりの若き女性によって運営され，16名ほどの利用者が通いつづけている。この作業所は帯広ケア・センターに通っていた菓子職人が，もう一度お菓子を製造したいと強く希望しケア・センター内で作り始めたことがきっかけである。私たちの資源作りは必ずそこに必要な人がいることから始まっている。法律ができ，社会復帰施設などを開設できるようになると，利用する人が十分にいないにもかかわらず開設することが見られ，利用率が極めて低いという施設があるが，これは無駄な資源作りといわねばならない。このクッキーハウスは今ではタレントの経営する牧場のクッキーを焼き，美術館や市役所，ホテルなど20件ほどの市内各所に委託販売している。小さなお店ながら年間1,000万円を超える売上がある。

　2000年6月，街中に軽食喫茶の作業所を開いた。この作業所の必要性は，地域に暮らす複数の精神障害者が食事に困っている問題解決のために企画された。複数のグループホームの住人に食事を提供し，一人暮らしの方々に配食を行い，お店にはぶらぶらしている人たちの溜まり場，行き場となっている。ここは5名のスタッフと，もと調理師であった人を含む男女合わせて14名ほどが利用している。

　表3に見られるように通所資源も多様である。20名定員の通所授産施設「帯広ケア・センター」には80名が登録し，平均しても間接利用を含めると毎日30名ほどが利用しつづけている。また，就労支援の活動は保護工場や試験就労，職域開発援助，トライアル雇用，社会適応訓練事業などや職親事業などの職場を開拓し一部には最低賃金以上の賃金を得て働いている。

　1999年には帯広生活支援センターが駅前に開設され，ドロップイン機能を持ち，直接サービスとして入浴，食事サービスを行い，訪問を含む個別生活援助を行い，登録している人たちへは電話による365日24時間の相談にも応じている。

　心の病ボランティア講座は1986年から開始された。たくさんのボランティアが育ったが，それぞれが自分の発揮できる場を見つけて活動している。その中で，「あいあいの会」と言うボランティアグループは，福祉センターなど6個所で昼食を共にする会を定期会催し，ぶらぶらしている精神障害者の楽しみの場，出会いの場，心休まる場の活動を続けてくれている。最近できた1カ所はカルチャースクールとして，街中の会社の会議室を無償で借りて刺繍や編物教室を開き始めた。住居にしろ，作業所活動にしろ，これらを支えている中

表3　通所資源（作業・就労）

種類	名称	定員	開始	所在地	運営主体等	事業名・内容
授産施設	＊帯広ケア・センター	20	1991	帯広市	福祉法人	国・道／市　登録利用者79
保護過渡的援助就労	＊帯広市リサイクルセンター	7	1992	帯広市	帯広ケアセンター	帯広市の委託事業
	＊生協物流センター	2	1992	帯広市	帯広ケアセンター	職安・保健所との連携
	＊帯広けいせい苑	2	1993	帯広市	帯広ケアセンター	
	＊愛ランド消毒センター	3	1998	帯広市	帯広ケアセンター	職安・障害者職業センターとの連携
作業所	＊朋夢共同作業所	35	1986	帯広市	朋友会	道・帯広市　内職
	とかち共同作業所	32	1988	帯広市	家族会	道・帯広市　内職
	クローバー作業所	10	1991	池田町	家族会	道・池田町　内職
	＊クッキーハウス　ぶどうの木	15	1993	帯広市	朋友会	道・帯広市　焼菓子製造販売
	ゆうゆう舎	10	1995	広尾町	家族会	道・広尾町　内職
	狩勝工房	10	1998	新得町	任意団体	
	＊キッチンハウス　あしたば	15	2000	帯広市	朋友会	道・帯広市　食事サービス／軽食喫茶

通所資源（生活）　　　（行政機関；保健所中心／民間）

行政	デイケア　アカシア学級	1977	帯広市	帯広保健所　社会復帰相談事業	
	デイケア　さくら学級	1980	新得町	新得保健所	〃
	デイケア　コスモス学級	1988	池田町	池田保健所	〃
	デイケア　たんぽぽ学級	1988	本別町	本別保健所	〃
	デイケア　ラッコ学級	1989	広尾町	広尾保健所	〃
	さくらのつどい	1996	新得町	新得保健所	〃
	こころのデイケア	1992	上士幌町	上士幌町　社会復帰支援事業／道	
	ぬくもりのデイケア	1998	士幌町	士幌町	
民間	あいあいの会	1995	ボランティアグループ	帯広市5／音更町1	

＊ドロップイン	帯広生活支援センター	帯広駅前	1997

には一般企業の社会貢献としての応援が見られるようになってきた。私たちの活動には一般化という大きな方向性があるが，1970年代からの地域精神保健福祉活動戦略には，地域の経済界，地域リーダーとの交流重視がある。他の障害者の既得権域や福祉権域を侵害して迷惑をかけないこと，財源を奪い合うこと等は決して行わないと配慮してきた。今になればこのような関わりが私たちの活動に役立ってきた。

　通所資源は，医療機関のデイケアから，作業所，複数の溜り場，保健所の社会復帰学級，授産施設などなど，ずいぶん増えたものである。町の役場の中で心のデイケアを始めたところも複数あり，これからは市町村での活動を中心に展開されることになる。いずれにしても，利用者が複数使い分けられることが重要であるし，今後はすでに活動を始めているが一般市民が利用しているコミュニティセンターなどで行っているカルチャースクールやサークル活動も資源として活用されていくことが重要であろう。

表4　通所資源（セルフヘルプグループ）

あおぞら会	1967	音更町	年2～4回
つくしの会	1977	帯広市	定期例会　回復者クラブ活動費助成事業（北海道・帯広市）
やまばと会	1980	帯広市	定期例会　〃
音更リハ・センOB会	1986	音更町	不定期　行事等
帯広たまりば会	1987	帯広市	定期例会　回復者クラブ活動費助成事業（北海道・帯広市）
レモンクラブ	1990	音更町	定期例会　回復者クラブ活動費助成事業（北海道・音更町）
エンジェル会	1991	帯広市	定期例会　〃
たけのこClub	1991	音更町	定期例会
十勝ソーシャルクラブ連合会	1994	帯広市中心	平成10年に全国大会主催　帯広市共同募金会助成
みなと会	1995	広尾町	定期例会
さわやかサークル	1996	本別町	定期例会
断酒会	1996	帯広市	池田町・音更町・広尾町等　定期例会
ＡＡ	1982	帯広市	音更町　7カ所で例会
アラノン	1993	帯広市	定期例会
帯広NAVA	1996	帯広市	週1回定期例会

C．セルフヘルプグループ

病院退院者の会として「あおぞら会」が設立されたのは1967年のことであるからずいぶん古い歴史がある。病院の退院者クラブはその後徐々に増え，病院の垣根を越えて作られるソーシャルクラブもできてきて，1994年には十勝ソーシャルクラブ連合会が設立され，そこが中心となり1998年には全国精神障害者連合会の全国大会を開催するまでになってきた。2001年には精神障害者大会を開催した。1976年には断酒会ができて複数の会と連合組織が活動し，その後まもなくAAのミーティングが数箇所で始まり，一時期全国7カ所にできたMACの活動もあった。また帯広NAVAなどもあって表4のように活動している。

D．ネットワーク資源

機関・施設・多様な専門職を越えた連携は極めて重要である。日本では1965年の精神衛生法改正によって地域精神衛生活動が始められた。保健所が地域活動の第一線機関と位置付けられ，保健婦がマンパワーとして位置付けられた。当時精神病院から医師やワーカーらが地域に出て行って活動するということは大変珍しいことであった。当地では精神医療資源の不足を補う方法のひとつとして地域の保健婦によるアフターケアと早期発見の役割の必要性から1965年以前から地域保健婦との連携が散発的に認められた。1968年以降は，それまでは患者を待つことを中心としてきた精神病院のPSWが地域活動を具体化し始めた。広域地域では，アフターケアの活動は保健所・市町村保健婦の力を活用しなければ在宅者を支えられない。PSWが保健所を訪問し，保健所管轄内の市町村保健婦に集まってもらい，支援の情報交換，相互の依頼活動が繰り返されることとなった。もちろん法的に根拠のない活動には大変多くの苦労が，特に行政側にあったであろうに，工夫をしていただいて協力連携関係はそれなりに続けられてきた。日本の公衆衛生の一部としての地域精神衛生（精神保健福

社）活動には，基本に医師の指示という法的関係によって縛られるために時には活動が制限されることもあった。1970年以降は当地のある5カ所の保健所に暫時精神化嘱託医制度が導入され，それまで根拠のなかったPSWと保健婦の活動は，嘱託医とともに地域活動を始めることとなり，連絡会議が定期化され，専門職ネットワークを形成してきた。1970年前後から，たびたび医療服薬中断により再発再入院者の対応に困惑していた保健婦と医療機関の再発予防の活動とがネットワーク活動の中で新たな医療支援を生み出した。精神医療機関が複数の保健所で再発予防を目的とした通院服薬中断の解消のために出張診察・投薬サービスを開始し，30年近く継続してきたが，これが北海道が単独事業化したサテライトクリニックの原型である。私たちはサテライトクリニックの必要性を30年近く叫びつづけていたから，制度を作ることは大変時間のかかることと覚悟する必要がある。

職能集団ネットワークとしては「精神科医会」が最も古い。当地域の全ての精神科医が所属し，最新医学の情報交換や地域活動への理解や合意形成の役割を果している。「十勝精神科ソーシャルワーク研究会」も1969年に3名（3医療機関）のPSWによって始められ，少数ではあったがPSWの視点にこだわりつつ活動を展開していた。この会は日本PSW協会の機関誌編集を行ったり，業務指針の原案を提案したり，国家資格への現実具体的な活動も精力的に取り組んできた。これらの職能活動も結局は住民が精神病となっても希望を失わず病と障害を抱えて生きやすくするための条件整備のひとつであった（表5）。

職域・施設・機関を越え，医療機関，市町村，一部ながら経済界など社会のリーダーを含む組織として「十勝精神保健協会」があり，多様なイベント，啓発活動，関連団体の育成などを行ってきた。PSWが中心となって作られた任意団体「十勝精神障害者社会復帰促進協会」（通称：朋友会）は住居，作業所などの開発運営を行い，法人では行えない小回りのきく良さを生かして民間活動を先導してきた。法外社会資源の多くはこの組織が設置主体となっている。代表をしている筆者は，帯広ケア・センターなどでは行えない地域精神保健福祉活動をこの任意団体を使って補完してきた。「心の病ボランティア講座」は神奈川県の翌年から始めており，日本の中では古くから実施してきた。ネットワーク資源は，関連会議と共に重要な資源である。その中核はヒトネットワークであって，機関・施設・組織ネットワークよりも重要と考えてきた。

E．地域拠点の構築　生活支援システムとマネジメント機関

1996年に開設された帯広生活支援センターは，国の事業として帯広ケア・センターに付置されて始められた。当初より私たちは利用者にとって利便性の良い場所に開設したいと考えていたし，生活支援センターの基本にはすべての人に開かれ利用される公共性の高い機能と位置付けていたので，独立型でなければいけないと考え，帯広市と家賃補助について理解を求め合意され，建物を賃貸して開始することとした。最初予定していた場所では偏見と無

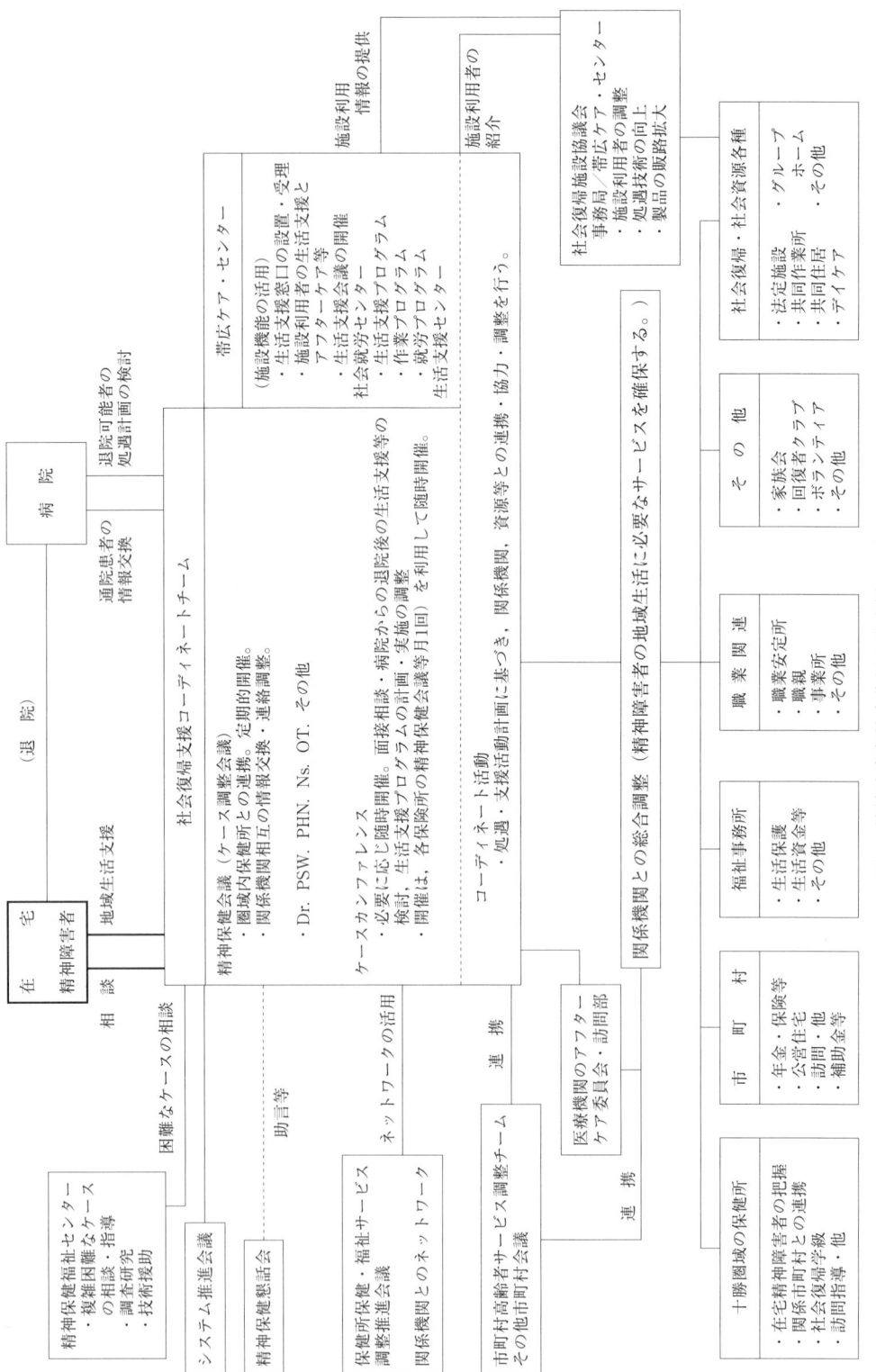

図3 精神障害者社会復帰地域支援システム

理解，差別の強い一部の住民によって反対され，やむなく別な場所に変更し，帯広駅前に設置して開始された。私たちは，この生活支援センターシステムについては，国が事業化する前から同じ考え方のシステムを構想しており，1993年から北海道が当地で最初に事業化した「精神障害者社会復帰地域支援システム」（図3）として運用していたので，このシステム事業の延長に位置付けられて活動がつづけられた。

生活支援センターは，地域精神保健福祉活動の地域拠点であり，大変大きな可能性があるが，就労支援やケアマネジメント機関，市町村からの相談等の委託先といった新たな機能を付置して，より充実したマンパワー確保によって，拠点としての実質的展開に期待している。

1995年11月から検討を始めた「精神障害者ケアガイドライン検討会」は，精神障害者の地域で生活を支える方法として精神障害者ケアマネジメントを取り入れ，試行的事業が始められている。これは，私たちが長年展開してきた地域ネットワークによる援助システムと軸は同じである。今後，この方法によって地域支援が展開される方向であるが，私たちは制度としてのケアマネジメントが限定的サービス提供となる予測のもとに，包括的支援を行える地域生活支援の方法としてケアマネジメントを包括したケースマネジメントの展開を展望している。生活支援センターは，利用者主導の「ケア」及び「ケース」マネジメント実施機関として機能していくことが当面の課題である。この10年間，私たちが描いている精神医療・リハビリテーション・生活支援の考え方は図4にまとめられている。

F．精神保健関連会議

多くは紹介できないが，定期的精神保健福祉関連会議は当地の活動の中核をなしてきた。古くは，精神科保健所嘱託医制度ができた1970年以前から，筆者らPSWによって十勝圏域内の5保健所に定期的に訪問し「精神保健連絡会」を開きつづけたことは大変大きな力となっている。帯広ケア・センター開設後は，保健所，市町村，医療機関，各種法外施設を含む社会復帰施設などが参加する「生活支援会議」を開いてきた。また最近は，「精神障害者ケアマネジメント会議」を月2回定例化しており，ヘルパーステーションを含む新しい展開を始めた。

G．その他

多様な社会資源が地域にあることは重要なことである。しかし，それらが利用しづらいとなれば，いくら多様なものがあっても役立たないことになるから，当事者にとって利用しやすい条件整備が資源運営では課題である。モチベーションの低い利用者にも利用継続や選択のための確認ができる緩やかな利用，例えば資源利用のお試し期間などといった，手続きをなくした利用期間の設定などは工夫のひとつであろうから，私たちは当事者がその気になっ

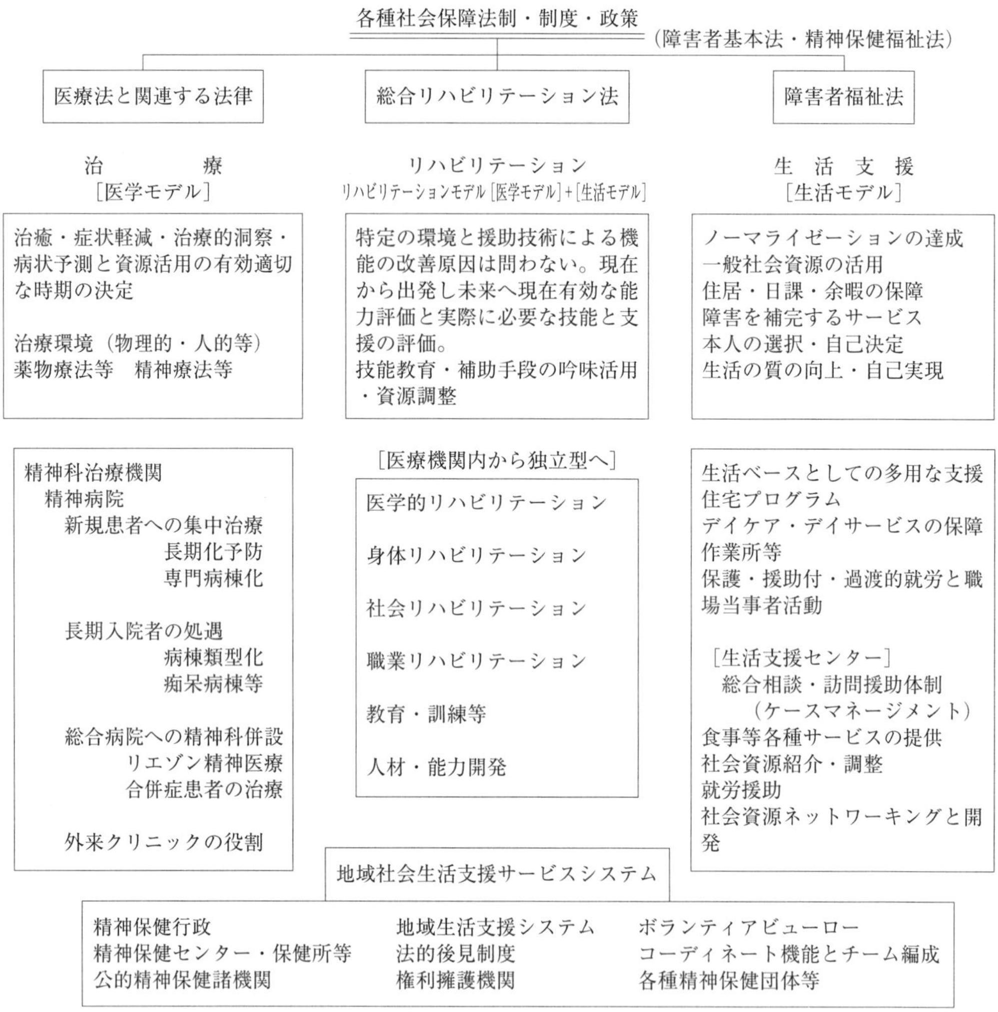

```
                        各種社会保障法制・制度・政策
                    ─────────────────────────────  （障害者基本法・精神保健福祉法）
   医療法と関連する法律        総合リハビリテーション法        障害者福祉法
```

治　　療	リハビリテーション	生　活　支　援
[医学モデル]	リハビリテーションモデル[医学モデル]+[生活モデル]	[生活モデル]
治癒・症状軽減・治療的洞察・病状予測と資源活用の有効適切な時期の決定 治療環境（物理的・人的等） 薬物療法等　精神療法等	特定の環境と援助技術による機能の改善原因は問わない。現在から出発し未来へ現在有効な能力評価と実際に必要な技能と支援の評価。 技能教育・補助手段の吟味活用・資源調整	ノーマライゼーションの達成 一般社会資源の活用 住居・日課・余暇の保障 障害を補完するサービス 本人の選択・自己決定 生活の質の向上・自己実現

精神科治療機関	[医療機関内から独立型へ]	生活ベースとしての多用な支援
精神病院 　　　新規患者への集中治療 　　　　　　　長期化予防 　　　　　　　専門病棟化 　　長期入院者の処遇 　　　　　病棟類型化 　　　　　痴呆病棟等 　総合病院への精神科併設 　　　リエゾン精神医療 　　　合併症患者の治療 　外来クリニックの役割	医学的リハビリテーション 身体リハビリテーション 社会リハビリテーション 職業リハビリテーション 教育・訓練等 人材・能力開発	住宅プログラム デイケア・デイサービスの保障 作業所等 保護・援助付・過渡的就労と職場当事者活動 [生活支援センター] 　総合相談・訪問援助体制 　（ケースマネージメント） 　食事等各種サービスの提供 　社会資源紹介・調整 　就労援助 　社会資源ネットワーキングと開発

地域社会生活支援サービスシステム

精神保健行政 精神保健センター・保健所等 公的精神保健諸機関	地域生活支援システム 法的後見制度 権利擁護機関	ボランティアビューロー コーディネート機能とチーム編成 各種精神保健団体等

図4　精神医療・リハビリテーション・生活支援

た時とりあえず受け入れることから始めてきた。彼らの生活暦や病状などほとんど聞かずとも，出合った双方の印象を大切にしている。

　条件整備に関して，当地のような広域では交通費などの負担軽減は重要である。私たちは，利用希望者の町村にその都度働きかけ，1989年以降随時，交通費助成制度を整備してきた。1997年から北海道は市町村が交通費助成に補助をするのであればその額の半分を補助する制度を作り，交通費助成がしやすい体制が整った。

　当事者が退院後の生活設計のひとつに資源利用を計画した時は，試験利用を複数の資源で行うことなども頻会に行われている。当事者が自分の暮らしかたを決めていくというやり方は，生活支援にとって大変重要な関わり方と考えている。

5．まとめにかえて

　日本の精神障害者の不幸はいつまで続くのだろうか。疾病や障害はそのものが不幸なことであるが，生きている限り避けられない現実であるから，それは受け入れざるをえない。しかし，疾病と障害が社会の特定の価値観によってスティグマの対象となり，結果的に生き辛い現実，差別の実態があるとすれば，これは大変不幸なことといわねばならない。残念ながら私たちが援助の対象としてきた精神病，精神障害は，明らかに近代日本の社会に根深く「忌まわしき病」として刻まれた病の代表といってもよい。この社会の根底に刻まれた意識は「狂気＝凶器」といったものであると断言すると，時代錯誤ではないかとの批判が聞こえそうである。しかし，私は確信をもってこの意識が今だ存在すると考えている。それは私がこの仕事を始めた30年前とそれほど代わっていないことの現実に出会い続けているからである。確かに，理解する人たちが増えたと感じなくもないが，多くは建前と本音を使い分け始めているし，依然として強い偏見を固持している方々が存在している。この自由社会で生活の自由を主張し，生活の権利を声高に叫ばなければならないのには，驚愕するばかりである。精神病者に出会ったことのない国民誰もが押しなべてマイナスのイメージを幼いころからごく自然に記憶の深奥に刻んでいる。それは，この社会の文化の中に，価値観の中に忌まわしく忌み嫌われるものとして精神病は位置付けられてきた。

　私はこれらのマイナスイメージが国民すべてに多少の個人差を伴いながら「内なる偏見」として存在し，専門職業人の心底にさえこびりついていることが，日本の精神障害者の解放化が進まない原因のひとつと考えてきた。驚くべきことに，最も進歩的な主張をし，精神保健福祉の改革派と呼ばれる専門職のなかに，権威的で，パターナリスティックな関わりに終止し，精神障害者を対象化すれども，決して対等化をなさず，疾病の特異性をもって合理化してしまう多数の人々が存在している。

　医学は人間の苦を和らげる学問である。その医学が病を根本から治せないとき，それが慢性の病であるとき，他に委ねることなしに本人の苦痛を和らげようとしても，それは果たせないことである。にもかかわらず他に委ねる術を蜂起しているように見えつづけているのが現代日本の精神医療，それを学問的に支えつづけているが，精神医学となっていることは不幸なことといえる。

　私たちの活動は，その時代時代において内容の違いはあれ，精神医学の限界を補完する活動として展開されることが多かった。しかし，自分たちの活動を振り返ってみるといつのまにか精神医療を包摂した精神障害者の生活支援，彼らが望む彼ら自身の人生への関わりに中心軸が据えられ，本人中心の，本人主体の関わりに変わってきている。これらに対する精神医療からの批判も，反撃も多くある。しかし，もともと精神病となった人に対して，病を治

し，障害を軽くし，その人なりの暮らしを，その人なりの人生を，その人なりの幸福を享受できることを目的としているのが，すべからく医療も，福祉も同じである．医療も福祉もヒューマンサービスすべてが本人主体として展開される時代はすでに始まっているのだが，精神医療の世界は少し遅れているように思う．

　この報告は，北海道の片田舎である，農村社会である帯広・十勝地域における生活支援中心の活動である．私たちは，心理社会的リハビリテーションという学問的な概念を知らずして，出会った精神障害者が求めることのうち，私たちが支援できること，私たちが責任を持って提供できるサービスを作りつづけてきたことを途中経過であるが報告とした．私たちのほぼ20年の歩みによる実践的結論は，今後，医療機能は縮小されなければならないし（図5），

過去から　現在

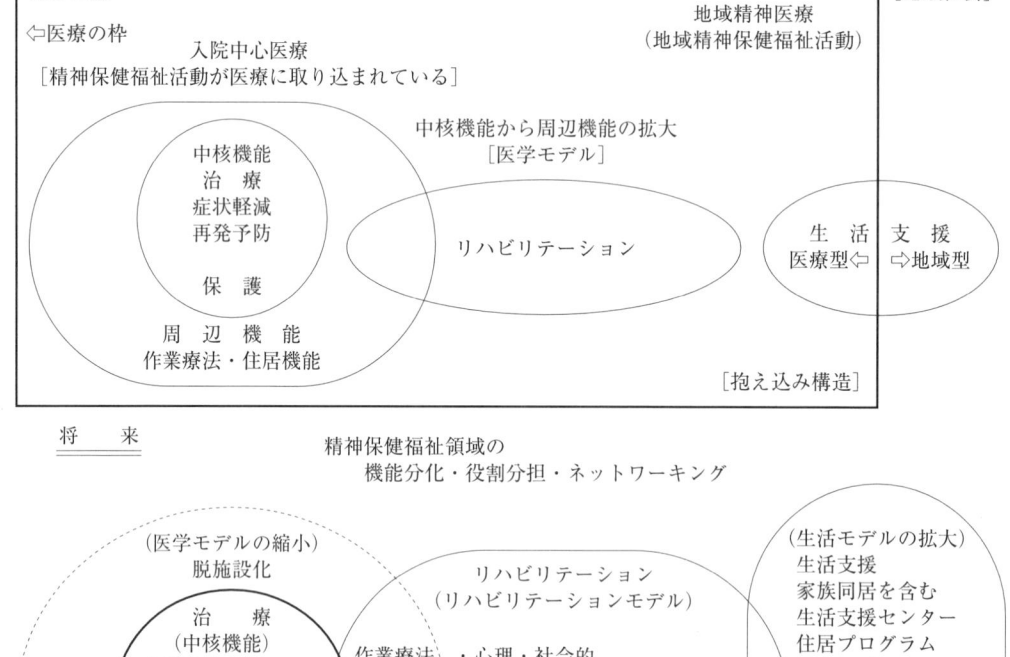

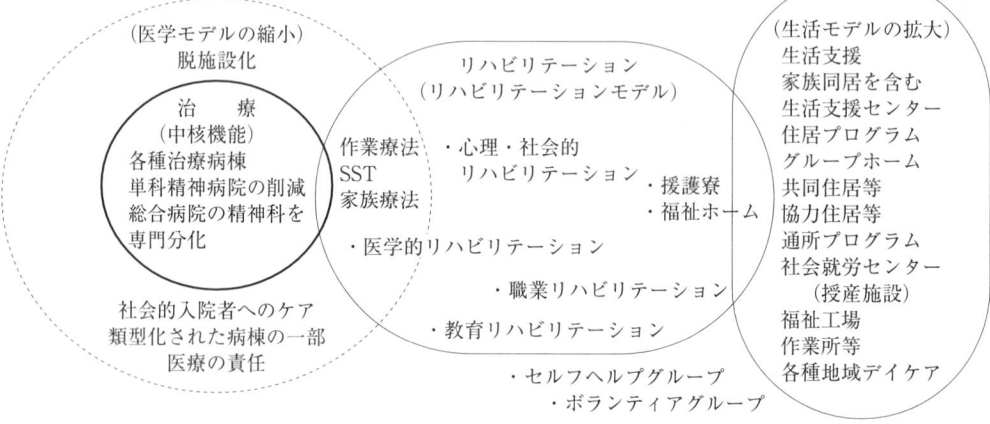

精神医療　　　　　　　　　　　　　　　　　地域精神医療　　　　　　　　　　　　　　［地域社会］
⇦医療の枠　　　　　　　　　　　　　　　　（地域精神保健福祉活動）
　　　　　　入院中心医療
　［精神保健福祉活動が医療に取り込まれている］
　　　　　　　　　　　　中核機能から周辺機能の拡大
　　　　中核機能　　　　　　　［医学モデル］
　　　　治　療
　　　　症状軽減
　　　　再発予防　　　　　リハビリテーション　　　　　　　　　生　活　支　援
　　　　保　護　　　　　　　　　　　　　　　　　　　　　　　　医療型⇦　⇨地域型
　　　　周　辺　機　能
　　　　作業療法・住居機能
　　　　　　　　　　　　　　　　　　　　　　　　　　　　［抱え込み構造］

将　来

精神保健福祉領域の
機能分化・役割分担・ネットワーキング

（医学モデルの縮小）　　　　　リハビリテーション　　　　　（生活モデルの拡大）
　脱施設化　　　　　　　　　（リハビリテーションモデル）　　生活支援
　治　療　　　　　　作業療法　　　　　　　　　　　　　　　　家族同居を含む
　（中核機能）　　　　SST　　・心理・社会的　　　　　　　　　生活支援センター
　各種治療病棟　　　家族療法　　リハビリテーション・援護寮　　住居プログラム
　単科精神病院の削減　　　　　　　　　　　　　　　　　　　　　グループホーム
　総合病院の精神科を　　　　　　　　　　　　・福祉ホーム　　　共同住居等
　専門分化　　　　　・医学的リハビリテーション　　　　　　　　協力住居等
　　　　　　　　　　　　　　　　　　　　　　　　　　　　　　通所プログラム
　　　　　　　　　　　　　　　　・職業リハビリテーション　　　社会就労センター
　社会的入院者へのケア　　　　　　　　　　　　　　　　　　　（授産施設）
　類型化された病棟の一部　　　・教育リハビリテーション　　　福祉工場
　医療の責任　　　　　　　　　　　　　　　　　　　　　　　　作業所等
　　　　　　　　　　　　　　　　　　　　　　　　　　　　　　各種地域デイケア
　　　　　　　　　　　　　　　・セルフヘルプグループ
　　　　　　　　　　　　　　　・ボランティアグループ

オープンシステムの社会資源

権利擁護システム・審査機関の独立

図5　日本における精神保健福祉活動の現在と未来の概念図

問題・課題解決のための2つのアプローチ（対立概念から統合概念へ）
あらゆる人はその人なりの生活が基本　その基本（生活）から考える

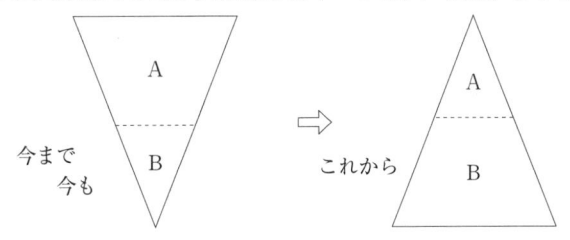

今まで
今も
（▽ A/B）　⇒　これから　（△ A/B）

A．医学モデル 医療・保健領域	B．生活モデル 生活・福祉領域
疾病，症状，病理，問題などのネガティブで特異な現象へ焦点を当てて，除去，解決する方法	疾病・問題を抱えた人 解決困難な課題を持っている人として理解し，生活のしづらさを多様な資源によって補完する
『調査』『診断』『治療／処遇』『評価』	人と環境の全体関連性 人と環境の相互・相補的関係
パターナリズム ステップ方式 社会復帰 教育・訓練（SST等） 専門的／権威的 画一・硬直・一方向 世話・依存・受け身・脱緊張 失敗回避・過渡期的放置	インフォームドコンセント・チョイス　自己決定 パッチ方式（つぎ当て） 社会参加 体験・試行錯誤 素人的・市民的・消費者 柔軟・個別・臨機応変 利用・自立・主体 危険のない失敗・失敗からの学び
patient ⇨ client ⇨ user ⇨ consumer	

—— 統　合 ——

図6　医学モデルと生活モデルの概念図

　当事者が中心となって自らの人生を構築する活動を拡大し，それらを生活モデル（図6）で本人の自己決定を保障し，利用者主導の地域生活支援が展開されなければならない。まだまだ私たちの活動は未熟な段階であるが，引き続き努力するこのとをお約束して報告を終わりたい。

境町

群馬県佐波郡境町の精神保健活動

群馬県立精神医療センター　長谷川 憲一
佐波郡境町保健婦　小林 定子

は じ め に

　今回ベスト・プラクティスに指名された国内5つの活動のうち，他の4つの活動がいずれも主としてソーシャルワーカーによって福祉面から発展してきたなかで，境町の精神保健活動は唯一，地方自治体に働く保健婦によって担われてきた活動である。

　すなわち，境町の活動は町の公的な事業として，非常勤精神科医のコンサルテーションを受けながら，自治体保健婦が主体となり，母子保健，結核予防などとともに町内に住む精神障害者の相談に応じ，家庭訪問を行って必要な医療・福祉が受けられるように援助してきたのである。保健・医療分野から始まったこと，自治体の事業として位置づけられていることが，境町の精神保健活動の特徴である。

　平成11年に改正された精神保健福祉法では，市区町村が地域ケアの担い手と明記され，平成14年には実施される予定である。しかし，政府が実施しようとしている地域ケアはもっぱら障害者福祉であり，保健婦の位置付けがあいまいなままになっている。この点にも着目して，以下，境町の活動を紹介したい。

　ところで，境町は群馬県の東南部，埼玉県との県境に位置する面積約32平方キロメートル，人口約3万人の町である。農業を中心として発達してきたが，近年は工業団地が造成され，工業の比重が増えている。

1．活動の出発

　境町の精神保健活動は群馬大学精神科からの呼び掛けに応える形で始められた。

　なお，精神衛生と精神保健は同一の概念ではないが，ここではあまり区別せず，原則的にその当時の呼称を用いた。

1）群馬大学の動き

　群馬大学精神科は，臺弘教授（当時）のもとで昭和33年から「精神分裂病の再発予防5

表1 群馬大学精神科の「働きかけ」の発展

	病　棟	外　来
昭和33年	看護室一部開放，病棟の部分開放 保護室の便所廃止，自由度の導入による行動制限	
昭和34年	患者会発足，病棟入口の開放 病棟からの通学通勤開始（ナイトホスピタル）	
昭和35年	食堂，デイルーム作り 保護室の廃止，患者による雑誌発行	再発予防教室 外来受持ち医制の採用
昭和36年	鉄格子廃止，全面開放 アフターケア相談会，患者会100回記念 休息入院，週末入院制開始	アフターケア・カード
昭和37年	家族指導強化，面会者カード	外来強化方針
昭和38年	昼間病室の試み	地域保健婦との連絡強化
昭和39年	患者会300回記念	
昭和40年	院外作業場契約，昼間病室開設	予後調査

カ年計画」に取り組み始めた。臺は次のように述べている。

　「1958年正月，我々は次のような計画をたてた。慢性の入院患者でもその中のあるものは，院内生活の中で積極的に社会性を高めるような働きかけをすると，社会復帰可能な域にまで達しうるのであるから，新鮮な症例の退院患者に退院後の社会生活の中で持続的に適切な指導を与えればもっと容易に再発を予防できるのではなかろうか」[5]

　この計画はその後，予後改善計画と名称を変えて継続され，精神分裂病の「生活臨床」へと発展していった。この間の事情は，表1に示されているが，病棟の開放化に始まり，外来の強化，地域活動への展開へと目標が移っている。

2）境町の動き

　「在宅あるいは地域」へ場面を移すきっかけになったのは，昭和38年11月，保健婦会群馬県支部研修会の講演のなかで，群馬大学精神科の江熊要一助教授（当時）が「地域精神医療チームの一員となってほしい」と呼びかけたことであるとされている。

　昭和39年10月，伊勢崎保健所管内（伊勢崎市，境町，玉村町，東村，赤堀村）の保健婦会が呼びかけに応えて精神衛生の勉強会を組織した。これが伊勢崎保健所長招集の「精神衛生研究会」として月に1回開かれるようになり，初めは輪読会形式で読み，その後はケース検討に発展した。また同年，群馬大学で保健婦の臨床実習（一人あたり週2回，12週間）が始まった。

　昭和40年，伊勢崎保健所に医師充足対策（精神）の指定があり，群馬大学に技術援助が求められた。専門医の出張による地域精神衛生活動は，同年12月まず境町から始まった。初代の相談医は江熊助教授だった。相談は平日に役場で実施することになり，相談者が来るかどうか心配されたが，「ノイローゼ」の人が1回の相談で働けるようになった話が広がっ

て，次第に来所相談者が増えた。

当時保健所長であった杉村一光氏は，「精神衛生業務は保健所，町村ですることではないと非難された」と述べている。現在から見ると隔世の感がある。

同時期に精神衛生活動を始めた東村保健婦，西本多美江は活動の始まりについて次のように述べている。

「生活臨床の技術を磨きながら，自分で判断し，組み立て，働きかけの方法で患者がよくなるのを目のあたりにした保健婦は，この仕事が面白くてたまらなくなった。（中略）自分がこの業務の主役であることを自覚するようになり，大量の保健婦が精神衛生の仕事の領域に入りこんできた。

待ち受けて出現した事の処理に明けくれているのでは，地域精神衛生活動は管理学となってしまう。（中略）先手先手と訪問し，働きかける活動スタイルを作り出した」

2．活動の内容と経過

境町の精神保健活動の内容，およびその発展経過を述べる。境町の精神保健相談は，月に一度群馬大学精神科から派遣される医師による相談事業であるが，保健婦による訪問活動などを含む境町の精神保健活動全体のなかで重要な役割を担った。

なお，保健所で行われている「精神保健相談」と同じ名称なので注意していただきたい。

1）相談者の動向

相談者の動向を見るために精神衛生相談が始まる以前と，その後の相談者を以下のように分類している。

Ⅰ群　昭和40年11月以前に把握した65人
Ⅱ群　昭和40年12月から46年9月までに把握した230人
Ⅲ群　昭和46年10月から52年3月までに把握した87人
Ⅳ群　昭和52年4月から62年3月までに把握した151人

医療状況を見ると，Ⅰ群は把握時に放置か長期入院の患者が多かったが，Ⅱ，Ⅲ群になると発病時に把握される例が多くなり，入院しても長期入院になることが少なくなった。Ⅳ群になると把握時に放置されていたものはなくなっている。

疾患別に見ると，Ⅰ群には町でも有名な古い分裂病患者の相談が多かった。全群で精神分裂病の相談が多かったが，Ⅱ群ではノイローゼ，てんかん，登校拒否，夜尿などの相談が増え，Ⅲ群になると通院医療費公費負担制度の申請が増加して，てんかんが増えてきた。精神

分裂病では相談が継続されることが多いために，次第に相談に占める割合が増えていった。
　精神衛生相談に上る患者の紹介・依頼経路は以下のようであった。
　① 保健婦が他の活動のなかで精神障害者の存在を知る
　② 近所の人や民生委員，福祉，警察から困った人がいると相談される
　③ 町の広報などで知って，自らないし家族が相談に来る
　④ 患者が通院している病院などから訪問依頼がある

　①は，たとえば母子検診に参加してくる母親のなかに精神障害を持つ人が見つかったり，寝たきり老人の訪問時に同居している家族の精神的な問題で相談を受けたりするものである。また，保健婦は事務取り扱い上，公費負担申請をした患者については，その存在を知ることになる。精神障害者が見つかったり，その存在を知ったとしても，ただちに精神衛生相談の対象にするわけではない。精神衛生相談の開始時には周囲から明らかに精神障害者と見られながら放置されている人が多かったが，精神相談が定着するにしたがって①から④の方向に紹介が増える傾向があった。
　スムーズに医療機関に受診できる事例は相談の必要がないので紹介されることはない。家族のなかに支え手がいない，家族も病識がなく，全く協力者がいないといった切実で複雑なニーズを持った事例が紹介されることが多かった。緊急を要する事態には強制入院をさせざるを得ない。一方で，慢性の困難を抱える事例では医療機関へつながらず，長期の関わりのなかで働きかけの機会を待つ以外に方法がないこともあった。

2）相談者のニーズの変化

　精神衛生相談開始当初のニーズは「適切な医療」であった。入院のため医療費負担は生活をおびやかし，田地田畑を売らなければならないほどの窮地に立たされることがまれでなかった。その軽減が是非とも必要であった。また，退院後の患者の医療継続を保証するためには，近いところで外来治療が求められた。
　昭和42年，群馬大学の精神科医が境町に隣接した東村に精神科診療所を開設した。当時，精神科診療所の経営は成り立たない状況だったので，精神科医は自己犠牲を覚悟しなければならなかった。昭和43年，隣接の東村で家族会が議会に働きかけ，精神医療費10割給付が実施された。境町では少し遅れたが，昭和48年に実現した。
　その後の患者・家族のニーズは，活動の場を保障することに移っていった。農業を中心とした町の産業構造が急速に変化した結果，患者のために家で適当な仕事を見つけることが困難になったことも要因になった。これは作業所建設の要求になり，昭和58年の町議会で決議され，平成元年にやっと実現した。町が設立主体となり，運営はやよい会（境町家族会）に委託された。

働く場，お金，仲間，相談相手など多様なニーズはいまだ十分には満たされていない。

長期にわたって精神分裂病に苦しんできた，ある患者は，相談のニーズを次のように表現した。「分裂病になっているときには分からないから良いけれど，病気がある程度治ったときにノイローゼになる。その時にこそ相談に乗ってもらいたい」と。

3) 保健婦による継続的関わり

保健婦の地区担当制が，そのまま個々の患者の担当保健婦という形で継続した責任制を保証することになった。また，担当地区の交代によって相互の患者を知る機会にもなった。

保健婦が母子や結核，成人病，最近では老人保健に関わると同時に精神障害の地域ケアに取り組むことになる。これは業務が増えるなかで訪問の時間が取れないなどのデメリットも多いが，メリットもある。それは，精神障害を他の障害と差別しないことに意味があり，また前述のように精神障害を持つ人を早期に発見する機会になるからでもある。

急性悪化した時には担当の保健婦が，患者が落ち着くまでの間，連続的に関わらざるを得ない場合がある。保健婦が相互に補い合って他の業務に支障をきたさないようにしている。

昭和40年からの精神保健相談の経緯を表2に示す。

表2 境町の精神保険相談の経過[4]

	境町の動き	伊勢崎保健所管内の動き
昭和35年		保健所で精神衛生相談開始
昭和36年		伊勢崎市に大島病院（精神科）開設
昭和37年		
昭和38年	保健婦会群馬県支部研修会で江熊講演	
昭和39年	精神科実習に参加，患者宅の訪問開始	群馬大学精神科で保健婦の実習開始，保健所で精神衛生研究会開始
昭和40年	精神衛生相談開始，江熊要一相談医になる	境町，玉村町，東村で患者把握調査 境，玉村で医師充足対策
昭和41年	県主催保健婦研修会で活動報告	東村で医師充足対策
昭和42年	相談医2名に増員，第1回地域精神医学会で活動報告	東村に峰村医院（精神科診療所）開設
昭和43年		東村国保10割給付開始
昭和44年	東村家族会の見学	
昭和45年	相談医1名に戻る	
昭和46年	患者会発足，保健婦実習生受け入れ	境町に原病院（精神科）開設
昭和47年	家族会発足，相談医2名に増員	
昭和48年	精神医療10割給付開始	
昭和49年	江熊死亡，その後中沢正夫相談医になる	
昭和54年	伊勢田堯相談医になる	
昭和60年	峰村死亡	
昭和61年		群馬県に精神保健センターができる
平成元年	やよい作業所開設	
平成5年	長谷川憲一相談医になる	

3．波紋と批判

1）精神衛生活動と生活臨床の波紋

　生活臨床は，保健婦を通じて全国に紹介された。東村の西本多美江，境町の田島かづ江には，講演依頼が引きも切らなかった。地域精神衛生活動をするにはまず東村，境町を見学しなければならないとされ，見学者の対応に追われた。

　生活臨床は昭和42年精神神経学会で学会賞を受けたが，その後も学会活動などを通じて生活療法，コミュニティケアなどの分野で日本独自の分裂病治療指針として全国的に注目を集めた。また，看護向けの教科書を執筆したりして，精神医療関係者に幅広い影響を与えた。

2）生活臨床批判

　昭和40年代は反精神医学の潮流が広がり，生活臨床は批判の矢面に立たされた。「精神分裂病は社会が都合の悪い人々に付けたレッテルに過ぎない」と疾病の存在を否定し，「治療は患者を再び問題がある社会に押し戻すだけだ」と非難された。とくに生活療法は患者を管理抑圧するものであると断定され，地域活動やリハビリテーションは大きく停滞することになった。昭和42年に群馬大学に事務局を置いて出発した「地域精神医学会」は，はやくも昭和48年に中断を余儀なくされてしまった。

　とくに保健所の精神衛生活動は，「国家による地域治安管理体制の第一線に位置付けられている」として攻撃の対象になっていた。こうした情勢下では，境町型の精神保健活動を他の自治体が取り入れることは困難であった。

　昭和49年の江熊の急逝，昭和60年の峰村の死亡などは，生活臨床の発展にとって痛手であった。昭和50年代には反精神医学の潮流は衰退したが，その爪痕は大きく，否定的な影響が長く続いた。

　紛争のなかで群馬県の精神衛生行政は進まず，精神衛生センターも昭和61年に全国43番目の施設としてようやく開設されるなど，全国に後れをとった。生活臨床同人は東京をはじめ県外に新たな活躍の場を求めざるをえなかった。

3）境町型の精神保健活動

　境町型の精神保健活動は，ひとつのモデルとして他の地域に広がることはなかったが，その経験は部分的にさまざまな形で取り入れられた。

　地域家族会の設立・運営についても東村，境町は先駆的な役割を果たした。なかでも，精神科医療費10割給付制度は地域家族会が自治体に要求して勝ち取った成果であり，特筆に

価する。群馬県では，渋川地区に広がりを見せた。

　また，保健所を中心としたケース検討会は群馬県下，高崎，前橋，沼田，渋川の各保健所に広がりを見せた。多くの保健婦が事例を通じて生活臨床を学び，精神障害者に対して尻込みせず，積極的に対応しようという意欲を持ったことの意義は大きかった。

4．現　　状

1）ベスト・プラクティスの5つの基準と境町の精神保健活動

ベスト・プラクティス委員会の提起した基準は以下の5点である。
①対象は重症精神障害者である
②改善を目標にする
③利用者と協力関係を築き，力を与える
④さまざまなネットワークにつながっている
⑤医療を利用しやすくしている

境町の精神保健活動は，これらの基準が提起されるはるか以前に出発したが，基準に適合していると思われる面が多かった。

①対象は制限をしなかったが，結果的に長期間のケアを要する精神分裂病患者が主になっている。
②生活の破綻を防ぎ，再発を予防することを目標に取り組まれた。日常的な意味で「仕事と付き合い」ができるように援助してきた。作業所を作り，職親や一般就労先の開発にも取り組んだが，ニーズに対してなお不十分である。
③活動の初期から患者会・家族会結成などを支援してきた。しかし，患者会はなかなか自立的な活動ができず，保健婦に依存的になる傾向がある。家族会は老齢化が進み，やはり自立的活動が難しい。利用者の権利擁護の取り組みが弱い。
④保健所保健婦，福祉の生活保護係，民生委員，保健推進員，ボランティア，職親になってくれた事業所など地域の協力者と連携を取るようにした。連携は適宜，自在に取られたが，組織的に保証する仕組みを作らなかった点で問題があった。
⑤地域の医療機関と連携して入院，外来，デイケア，訪問看護などを必要に応じ，スムーズに利用できるようにしている。初期には保健婦が特定の医療機関に入院させているとか，むやみに退院させるとか誤解があった。現在では地域の医療機関との相互理解が進み，入院中の患者の病棟訪問，訪問看護との情報交換などが行われている。境町の精神保健活動は保健・医療から出発しているので，医療とのつながりは強い。

表3 WAPRベスト・プラクティス委員会への活動紹介

Ⅰ．プログラムの概要
 1．プログラム名　境町精神保健活動
 2．住所　群馬県佐波郡境町大字境637
 3．活動開始年　昭和40年（1965年）
 4．連絡責任者と連絡先
　　小林定子　電話：0270-74-1111（FAX：0270-74-6417）
Ⅱ．プログラムの活動目標
　　重症の精神疾患を持った人々が，適切な医療および福祉を受けながら地域での生活を維持・発展できるように，本人，家族，その他の援助者の相談に応じ，継続して働きかけることを目標とする。
Ⅲ．対象者
 1．年間の利用者　150人
 2．利用者の診断名　精神分裂病，感情障害
 3．利用者の平均年齢　49歳
 4．主要な精神障害以外の利用者の割合　20％
Ⅳ．職員
 1．職員数—総数と内訳
　　総数12人：常勤10人，非常勤2人，ボランティア適宜受け入れ
 2．職種と人数
　　精神科医1人，保健婦8人，非専門家3人
Ⅴ．活動内容
 1．活動の種類
　　時間をかけて機能を改善させる
　　期限を区切らない
　　成長の可能性を広げる
　　目標はふつうの人と同じように個人の興味や長所によって設定する
　　入院は必ずしも失敗とは考えない
　　専門家に依らない自然の支援システムを利用する
　　地域でその他の活動を発展させる
 2．活動の領域—住居，対人サービス，就労，余暇活動，教育
　　町営住宅の優先的利用
　　保健所保健婦，福祉職員，民生委員，病院の訪問看護などと協力して訪問
　　職親との連携，一般就労への援助
　　患者会との連携でバス旅行，バザーなどを企画
　　1974年から町として精神医療費（通院，入院を含む）の10割給付を行っている
 3．活動の重点（Focus）
　　適応するための技能＜適応するための支援
　　治療サービスも提供する
　　在宅患者のニーズが満たされていないときに援助する
 4．当事者の選択と参加
　　患者会（若草会1971年設立）を育成している。
　　提供されるプログラムやサービスの計画に参加：レクリエーションの計画立案に参加している
　　情報提供は必ずしも明確になされていない：精神疾患，薬物，自分の治療計画，対人交流技能，料理，買い物，掃除の技能訓練を受けること，自分の進歩，プログラムについて知りたい情報など
 5．家族支援
　　地域の家族会組織（やよい会1972年設立）と協力している

障害を持つ人に対して，その家族がどう対処したら良いか学ぶことのできる家族心理教育は不定期

治療計画や進歩，関連のあるどんな情報でも可能なものは提供される

提供されるプログラムやサービスの計画に参加している：家族会を通じて参加

VI. 活動の到達段階とこれからの展望

境町精神保健活動は1965年，群馬大学医学部精神科の精神分裂病治療実践にフィールドを提供する意味があったが，境町環境衛生課の事業として開始された。当初は週1-2回という頻度で群馬大学から精神科医が派遣されて，保健婦の訪問活動も非常に精力的に取り組まれた。また，1967年大学から精神科医が当時としては珍しい精神科診療所を設立した。1972年には地域家族会であるやよい会が結成され，1974年町として精神医療費の10割給付が実現した。地域精神保健のモデル地区として全国から見学者を迎えるようになり，保健婦が講演して回ったりした。

精神保健活動の取り組みを支えた働きかけの技術は，群馬大学で開発された生活臨床であり，社会生活を送る精神分裂病患者の再発を防ぎ，生活を安定させることを目標にしていた。保健婦らは積極的に生活臨床を学び，夜間，週末を問わず家庭訪問を行うなど，きわめて熱心に活動した。

現在では月に1回，精神科医の派遣を受けて，随時保健婦を中心とした訪問，来所相談，電話相談などが行なわれている。境町は，町内に私立精神病院1，精神科を標榜する診療所1を持っており，近隣にはさらに私立精神病院2，県立精神医療センター1，精神科を標榜する診療所1，デイケアを備えた精神科クリニック1がある。また，1988年より町としてやよい作業所を提供している。

境町の活動の特徴は，群馬大学医学部精神科の精神分裂病の治療に対する研究的取り組みを受けて始まった点にあると思われる。しかし，境町の活動は近隣の町村や群馬県，全国にさまざまな影響を与えたが，地域精神保健活動のモデルとして認知を受けるまでには至らなかった。1999年の精神保健法改正を待ってはじめて，在宅精神障害者に対する精神保健サービスは，市町村レベルで取り組むべき仕事として位置づけられるようになった。境町は，全国に先駆けて自治体保健婦を中心とした在宅の長期・重症精神障害者の生活支援活動を行ってきたが，この経験が今後の地域精神科リハビリテーションに生かされることが期待される。

2）10割給付の推移

境町の精神保健活動のなかで精神医療費10割給付は特徴的であった。表4に最近の10割給付の推移を示す。

後述の転帰調査資料によれば，平成8年の入院者数は75人で，そのうちの約8割が障害年金（ほとんどが1級）を受給していた。10割給付受給入院件数が19.7人ということは，入院費が免除される障害年金1級受給者以外は，ほぼ全員が10割給付を利用していることになる。

10割給付を受けた入院者の件数は昭和61年から若干増えているが，1件当り費用はほぼ横ばいである。入院費の上昇分を考えると，入院期間が徐々に短縮してきていることの反映である。平成8年の1件当り費用38.5万円は，平均してほぼ半年間の入院費に相当すると考えられる。

全通院者のなかで10割給付を利用しているものの割合は，転帰調査資料によると30％以下である。しかし，入院外件数は昭和61年から急速に増加している。平成8年に1件当り費用が減少しているのは，平成7年の精神保健法改正で公費負担制度が変わり，本人負担率が5％になったためと思われる。

表4　境町精神医療費10割給付の推移

年度	入院件数	1件当り費用	入院外件数	1件当り費用
1986年（昭和61年）	15.3人	36.5万円	26.9人	2.0万円
1991年（平成3年）	15.8人	40.0万円	32.6人	2.6万円
1996年（平成8年）	19.7人	38.5万円	45.7人	0.9万円

かつて，高額の負担に耐えられずに治療が受けられなかった時代とは違って，現在では10割給付受給者の切実さは薄くなっている。しかし，入院では障害年金未受給者のほとんどは10割給付を利用していた。

3）把握患者の転帰調査

精神保健相談で把握された患者の転帰調査は，昭和52年，62年の2回行われた。

最近の転帰調査は，昭和62年3月までに把握された159名の精神分裂病の患者に限定して，平成8年10月の時点で行われたものである。

159名中，転出6名，不明7名を除く146名の転帰が判明した（91.8％）。うち死亡者31名を除く，115名の生存者の転帰が調査された。

昭和62年時点では通院者78（49.1％，母数159），入院59（37.1％），軽快して医療が必要なくなった人18，医療が必要であるが中断して働きかけ中である人4名であった。平成8年の調査時点では，通院者56（48.7％，母数115），入院45（39.1％），軽快10，働きかけ中4名であった。すなわち，通院，入院の比率は，昭和62年と平成8年とであまり変わらず，ほぼ同率の患者が入院していたことになる。

当初通院していた78名は，調査時点で5名が軽快，46名が通院を継続，8名が入院，働きかけ3名，転出・不明4名，死亡が12名であった。当初入院の59名は，調査時点で1名が軽快，8名が通院となり，37名が入院である。そのまま入院を継続していた者は24名（40.7％）であった。転出は1名で，死亡は12名であった。

入院を継続していた24名は昭和62年の時点で既に平均11.4年入院をしており，転帰調査時点で退院は困難であった。

境町の精神障害者が入院している施設は，県内8精神病院に40名，老人施設に1名，埼玉県の4精神病院に4名であった。このうち伊勢崎保健所管内は3精神病院に27名であった。入院期間は距離的に遠い精神病院の方が長期化する傾向が見られ，高齢者が多かった。

転帰調査の結果を先行研究と比較してみると，概して良好な転帰ということができた。とくに社会適応では男性の就労率，女性の婚姻率が高かった。障害年金の受給率も高く，これらは精神保健活動の反映であると考えている。

4）やよい作業所通所者の転帰調査

やよい作業所は平成1年6月に開所し，平成9年10月までに合計実人数36人が利用した。性別は男25人，女11人で男性が多く，入所時年齢は24～65歳で平均39.1歳，精神分裂病が34人（うち接枝分裂病3人），うつ病1人，てんかん性精神病1人だった。単身生活者4人。接枝分裂病などの重複障害や単身生活者の割合が多い特徴があった。

平成9年10月時点での転帰は，4人死亡（1人自殺），通所継続中14人，在宅11人，入院4人，転出3人であった。

この調査は，やよい作業所が開所して8年半後のものである。やよい作業所は受け入れ基準は緩く，入所希望を断った例はなかったが，他に行き場のない慢性例が集まる結果になった。退所時，就職できたものは4人いたが，転帰調査時まで継続できていたものはなく，社会適応転帰は良好ではなかった。転帰調査時点での通所者14人は，8年以上の通所者が5人，4年以上が3人と長期通所者が半数を越えていた。

やよい作業所は慢性重症の患者に昼間の活動を提供しているといえる。長期通所者が多くなってしまっている原因は，作業所終了後の適切な仕事の場がないためである。

5）長期にわたって支援を続けた事例

50歳代の夫婦。どちらも精神分裂病を持ち，長期間の治療歴がある。本人たちの希望と周囲の支えで結婚。夫婦両方の家庭からの援助を受けて一軒屋に住んでいる。月に一度程度の定期訪問によって支えている以外に，求めに応じて適宜，相談に乗り，訪問もする。夫へは職親制度から継続利用している職場との調整，妻へは金銭的心配に対する相談援助をおこなっている。夫は単身生活では家事負担に耐えられず，職場での些細な人間関係に悩み，被害妄想が出現し，仕事を休んでしまう。妻は，ある程度の家事はできる。夫が会社を休むと収入が減ることが悩みの種で，パートに出始めると近所の人が悪口を言っている（幻聴）といい始め，夫に当り，家事もできなくなってしまう。

夫が仕事に行かずお金がなくなるので心配だという訪問依頼の電話がよく入ってくる。夕方訪問して見ると夫も在宅して，腰が痛むので休んだという。近医で診てもらい，大したことはないと言われ湿布してもらうと，だいぶよくなったので明日から出社するというようになる。家計簿を見せてもらうと赤字というほどではない。しかし，長期的に見るとほとんど蓄えがなく心配になるのも無理がない。夫の兄と相談をして不足時に援助してもらうことを明確にして安心させ，将来的には年金の等級変更を進めていく方針を出し，金銭面での心配を軽減することにした。

こうした援助によって，この10年間生活の破綻はなく，「幸せだ」という結婚生活を送っている。

この事例では，長期にわたって生活に密着した支援を行った。後追い的な危機介入に比べて，日常的な相談を継続し予防的に働きかける方法は，境町で重視している精神保健活動であり，効果をあげていると考える。

5. 考　察

日本でも精神障害者の地域ケアを発展させていこうとする時に，境町型の精神保健活動は現在なお十分に検討に値する問題を提起していると考える。

とくに，近年福祉モデルが強調されているが，福祉から出発して医療との間に緊密な協力関係を築くことは必ずしも容易ではない。境町の精神保健活動は保健・医療から出発して，福祉との間に協力関係を築こうとしている。この両面からのモデルが必要であると考える。

コミュニティケアの方向に進み始めたわが国において，境町はその一方のモデルとして役割を果たしうるのではないだろうか。新潟県の守門村の地域保健活動の発展，沖縄の「ふれあいセンター」の目ざましい活動はこのことを裏付けていると考える。以下，境町の活動の特徴を，諸外国のベスト・プラクティスとの比較で検討してみる。

1）境町の精神保健活動の特徴

中沢正夫は境町の活動の特徴を以下の4項目にまとめている。
1）市町村保健婦を文字通り主役としたこと
　住民の生活にくいこんでいるところがよい。
2）技術的な支えとして「生活臨床」をつかったこと
　身近にいる保健婦は生活臨床の技術を駆使できる条件にもっとも恵まれている。
3）大学が参加したこと
　大学が主体的，目的意識的に参加した。
4）対策が総合的なこと
　精神衛生相談，訪問活動だけでなく，家族会，患者会もまた町単位で作られた。10割給付，病院，保健所，福祉事務所などとの連携もよく，教師，民生委員，患者を引き受けてくれる事業主との関係もうまくいっている。

境町型精神保健活動は市町村が事業主体になり，住民の健康を守り，疾病を予防する公衆衛生モデルをとっているということができる。保健婦を中心とした精神保健活動を行うときに，活動の技術・方法を共有できることは重要である。生活臨床の技術を用いて，「こうすれば治る」と言い，実際に「治してみせた」ということが保健婦の自信につながり，周囲の信頼を勝ち得たといってよいだろう。

2）諸外国の事情との比較

欧米先進地域の活動と比較してみると，共通点が非常に多い。境町の活動が先進的であったことを示している。先進諸国では，中沢が挙げたこれら4つの項目を，一層徹底して実現してきているということができる。

1）地域の行政機関が主体となり，一定地域住民に責任を持つ（キャッチメントエリア）体制を取っている。
2）リハビリテーション理論を背景に持っている。
3）大学や研究機関と協力関係を持って実証的研究を重視している。
4）州や群，市などの単位で地域精神保健システムを作っており，ケースマネジメントによる包括的サービスの提供を保障している。

ファーカスらが示した精神科治療における「神話」を見ると，生活臨床が当初から掲げてきたスローガンはまさに「神話」への挑戦であったように思われる。

表5　ファーカスらの「神話」と生活臨床

ファーカスらの「神話」	生活臨床のスローガン
精神障害者は回復の見込みがない	精神病は治る
入院による本格的な治療が必要だ	社会生活こそが治療の場である
専門家に任せておいた方が良い	生活の場で関わる保健婦や家族が重要な役割を果たす
症状評価や診断，そして薬物療法が最も重要だ	症状があっても仕事ができればよい。生活に直接働きかけて再発を予防する。
訓練によって社会生活での転帰を予測できる	段階的訓練よりも実生活場面で援助することが重要である

3）保健・公衆衛生の役割

日本の精神障害者に対するコミュニティケアにおいて，医療・福祉に比較して保健の位置付けがあいまいである。

保健は個人の健康保持という視点だけでなく，社会との関連で健康問題を捉える広がり，すなわち公衆衛生の観点を持っている。したがって，医療がカバーできない予防の領域に正面から取り組むだけでなく，公共の利益を守る立場から，病者の隔離，強制的治療など必要な措置をとる面もある。

こうした公衆衛生の観点から精神障害を捉え，隔離収容の基準を示したのが旧精神衛生法であった。しかし，精神障害を危険視し，隔離収容による社会防衛を行うことはかえって，患者の早期治療・再発予防を困難にすることが次第に明らかになった。昭和62年以来，精

神保健法，そして精神保健福祉法へと変わったことは，こうした認識が浸透したためでもある。

最近廃止になったが「らい予防法」は，隔離収容の持つ人権問題を深く反省させるものであった。また今日的課題であるエイズ対策は，隔離ではなく患者の人権擁護・秘密保持，医療・福祉的支援を行って感染の広がりを防ごうとしている。

精神分裂病を中心とした精神疾患では，発生予防は今後の課題であるが，再発予防，慢性化予防は可能である。そのためには保健・公衆衛生が持つ「社会との関連で疾患を捉え，予防的に関与する」手法を大いに取り入れる必要がある。

昭和40年精神衛生法の一部改正で保健所が精神衛生の第一線機関と位置づけたが，保健所保健婦への教育と動員は不十分であった。代わりに精神衛生相談員制度を設けたが，成果をあげたところがあるにしても全国的には十分な機能を果たせなかったのではないだろうか。

現在，コミュニティケアの実現へ向けて市町村を重視するならば，自治体保健婦に依拠するのは自然である。しかし，国は精神保健福祉士資格を創設して対応しようとしている。福祉サービスの充実は福祉士が担当すべきであるが，保健サービスを顧みないのでは片手落ちであろう。境町の経験からすると，保健婦が地域精神保健活動の一端を担い，医療・福祉とともに保健をしっかりと発展させることが重要と考える。

6．今後の課題

境町の精神保健活動は，今後コミュニティケアの一環として機能することを目標とした。その際，保健婦がその能力を発揮できる公衆衛生モデルは，狭義の医療モデルと福祉モデルをつなぐ役割を果たすものと考える。

境町の精神保健活動には，当事者参加・権利擁護が不十分であったこと，施設・制度などの整備が遅れていることなどの限界もあったと考える。この2点は，ソーシャルワーカー主導の精神保健活動と比較して見えてくることである。これらの限界についても，境町の精神保健活動がコミュニティケアの一環を担う過程で教育福祉の連携のなかで乗り越えることができるものと思われる。

当面，町に精神保健についての協議機関をつくり，関係機関や当事者代表が意見交換をできるようにする必要がある。そして「社会的入院」の受け皿としてグループホームなどをつくり，運営しながらコミュニティケアの体制を整えていくことが課題である。

現在，伊勢崎保健所管内には，県立，財団法人立，医療法人立と設立主体が違う3病院がある。境町としては，それぞれの精神病院の特長を生かし，入院だけでなく外来，訪問看護，地域活動に連携を深めていくことが可能である。精神病院はコミュニティケアを担う人

的資源の供給源でもあり，連携が必要である。

　コミュニティケアにはシステムの整備とともに，システムのなかで働く人材養成も重要な課題である。それぞれの専門家が互いの縄張りを侵さないといった消極的な姿勢ではなく，障害者のニーズに応えて枠にとらわれず，柔軟かつ積極的に手を出すことが求められている。

〈参考文献〉

1）菱山珠夫，中沢正夫，西本多美江：精神医療の実際．金原出版，東京，1975．
2）中沢正夫：我が国における地域精神衛生活動—大学精神科の立場から—．
　　臨床精神医学 3：61-68，1974
3）境町の精神衛生活動—10年の歩み—．境町保険衛生課，1979．
4）境町の精神衛生活動—20年の歩み—．境町環境衛生課，1988．
5）臺弘：分裂病の生活臨床．創造出版，東京，1978．

やどかりの里

ごくあたりまえの生活の実現をめざして

やどかりの里　谷中　輝雄

　やどかりの里の30年間の活動は，精神障害者が地域の中でごくあたりまえに生き，生活することを実現させるための取り組みであった。社会的弱点をもっている精神障害者もごくあたりまえに町で暮らしていけるように，重度の精神障害者も多くの支えのもとで，それなりに生活をしていけるように共に支え合うシステムやネットワークを生みだしながらの活動であった。そして，病気を持っていても，障害をかかえていても，健康であっていても，暮らしやすい，住みやすい町づくりを共通の目標として精神障害者と共働していく活動が目標となった。

1．やどかりの里の歩み

　やどかりの里の歩みはピンチの連続であった（表1）。
　1970年にやどかりの里は活動を開始した。民間精神病院に勤務していた精神科ソーシャルワーカーが，病状が回復しているにもかかわらず，長期に入院している精神障害者に住む場と働く場を提供したのが活動のはじまりであった。開始してすぐに，病院長より事故に際しての責任の所在が問われた。そして，同院長は退院した患者の責任までは負えないとの結論になり，医療から独立した組織とせざるを得なかった。その結果，やどかりの里と命名し，精神障害者の社会福祉的援助活動を目標として，「中間宿舎」の活動を開始した。約20名の精神障害者が一年間の共同生活を営んだ後にアパート暮らしを始め，徐々にデイケアや作業を中心にした活動となり，社会復帰施設としての活動となった。約60名のメンバーが登録されていた。
　中間宿舎を出てアパート暮らしをしていた精神障害者が，アパートの家主より精神病院に入院していたとして立ち退きを要求される事態が生じた。関係者の協力でアパートの家主を説得し，立ち退きをやめさせることが出来たのであるが，このことから，地域住民に対して精神障害者への理解と協力を求める地域精神衛生活動としての取り組みを開始した。そしてスタッフの増員，活動の拡大となり，財政の危機を招いたのであった。
　活動を開始して5年目にして財政事情から存続の危機を迎えたやどかりの里は，市民や患

表1　やどかりの里の歩み

1970年，埼玉県大宮市に誕生。当時精神科病棟には病状がよくなったにもかかわらず，退院先がないために長期入院を余儀なくされている患者が大勢いた。そうした患者のために民間精神病院のソーシャルワーカーが，住む場と働く場を提供したのが活動の始まりであった。

＜中間宿舎としての活動＞1970年〜1972年
男女8名のメンバー(やどかりの里では利用者のことをメンバーと呼んでいる)とスタッフが共同生活を送る。スタッフは食事づくりと保護工場で働くことを支援した。メンバーとスタッフは一つの家族として，生活共同体としての役割を果たした。

＜社会復帰施設としての活動＞1972年〜1974年
宿舎における生活訓練に加え，デイケア，作業所，ソーシャルクラブなど活動が新たに加わり，社会復帰に向けた訓練を行った。

＜地域精神衛生活動＞1974年〜1976年
さりげなく地域のなかに住むこと，働くことをめざし，地域住民の理解と協力を得るための地域精神衛生活動を展開。財政基盤のない中でスタッフが急増し，財政危機を招き，活動の規模を縮小。活動の存続を目指した。

＜いこいの家として＞1976年〜1980年
仲間づくりのためのグループ活動を中心にいこいの家としていつでも相談に応じ，緊急時の宿泊や訪問活動を通して，地域で暮らすメンバーを支える活動を行った。

＜精神衛生運動への基礎工事＞1981年〜1986年
やどかりの里の活動の普遍化や全国各地の実践家との交流を目的に研修，研究など精神衛生運動を展開。精神衛生法改正の気運の中，全国各地でセミナーを開催した。

＜社会復帰施設づくり＞1987年〜1989年
精神保健法の成立と同時に社会復帰施設建設を決定し，土地購入，建物建設に着手し，援護寮，通所授産施設の複合施設を建設。地域における生活の支えの拠点とした。

＜地域生活支援体制づくり＞1990年〜
社会復帰施設を中核に周辺にはグループホーム，小規模作業所を配置。さらに生活支援センターを設置し，地域で暮らすメンバーを支援するネットワークづくりをめざしている。

＜就労支援体制づくり＞1995年〜
1997年福祉工場「やどかり情報館」を建設。やどかり出版・やどかり印刷・やどかり研修センターが事業所として福祉工場にて活動を開始した。

＜人づくり・街づくり＞1998年〜
人材養成はやどかりの里の使命。本格的な人づくりに取り組み，街づくりへ貢献できるよう活動を始める。

者家族と共に「存続をさせる会」を組織化し，行政や地域住民に協力を要請した。もう一方では，1976年より「いこいの家」の活動として，活動の規模を縮小して，精神障害者の仲間づくりを主目標とし，財政危機を乗り切った。

1981年より各地の実践家との交流を目的にセミナー，研究会を実施し，精神衛生活動を展開した。そのかたわら，出版，印刷，研修を事業化し，自主財源を生みだし活動を持続させた。

1988年精神保健法が成立し，1987年より社会復帰施設づくりに入った。1990年に援護寮と

通所授産施設からなる複合施設を開設した。この社会復帰施設を地域における中核施設として，周辺にグループホーム，作業所づくりを行った。さらに，これらの活動をネットワーク化することで，地域生活支援センターを配置した。地域を4つのブロックに区分し，それぞれ生活支援センターを軸にして，活動圏域を設定した。ひとつの圏域は人口約15万人である。

1997年，福祉工場「やどかり情報館」を開設した。授産施設は，授産種目を高齢者向け食事サービスに変更した。作業所6箇所に続いて働く場の確保に努めたのであった。一般就労への道は未だ厳しく，現状では作業所，授産施設，福祉工場と福祉的就労の場を拡大させ，今後一般雇用への門戸を拡大していくことを目指している。これからの町づくりに貢献できるためには，人づくりの人材育成を目標に活動はさらに続いていくであろう。

やどかりの里は，常に財政のピンチに見舞われ，加えて活動の方向性など身近にモデルがないために暗中模索の中から地域に生活支援のシステムを開拓してきた。ピンチのたびに，それをチャンスととらえ，活動を拡大してきた。現在は活動の拡大より，活動の質を高め，精神障害者の生活の質の向上目指した活動に取り組んでいる段階である。

2．生活支援体制づくりと町づくり

やどかりの活動は，精神障害者が町に住み，暮らしていくために生活を継続して支援できるようなシステムをつくること，同時に誰でもが住みやすい町づくりを目指していこうとしている。今はその過程である。

2001年5月に「さいたま市」が誕生した。大宮，浦和，与野市が合併して，政令指定都市となった。政令指定都市になることを想定して生活支援体制を再編成しているところである。やどかりの里の活動している範囲は，前三市とその周辺の市町村にまたがったかなり大きな地域である。政令指定都市になる際に圏域を定め各区ごとに編成し直し，7区予定されている中で，4区を担当する覚悟で体制を整えつつある。

やどかりの里の本部が位置する大宮東部地区をとりだして，地域生活支援体制について説明する（表2，3）。

やどかりの里の本部（法人事務所），社会復帰施設，研修センターが位置する地域は，旧大宮市の東南部で，浦和に隣接するところである。そこで地域生活支援センターをややその地区の中央にあるドリームカンパニー（作業所）の二階に配置した。さらに大宮東部地区の北側に位置する七里に分室の意味をもたせて，七里憩いの家とアトリエなす花を配置した。

生活支援センターの周辺部に南中野憩いの家（クラブハウスのような当事者だけの活動），クローバー社（自助グループが運営する作業所）がある。これらの地域のアパートを借りてグループホームが4カ所ある。約80名の人達が生活支援センターに登録し，日常生活

支援を受けている。グループホームでは5人一組で助け合い，まさにセルフ・ヘルプ活動を行っている。最近では地域にある精神病院との連携のもとに長期入院者（20年以上）をグループホームに迎え入れ，生活支援を行っている。夕食の配食，ホームヘルパーの役割を生活支援センターのスタッフは担って，日常の生活を支えている。

　南中野に位置する生活支援センターとドリームカンパニーは，南中野商店街の一角にあり，作業所が商店会の一員として迎え入れられるなど，地元の理解と協力が大きな地区である。この地区は，授産の仕事として高齢者向け宅食サービスを行っている地区でもある。今のところ高齢者向けのサービスは宅食のみではあるが，精神保健の相談など将来的には引き受けていくことも検討している。この地区には知的障害者のための授産所が2カ所あり，知的障害者へのネットワーク化が進み次第連携をしていき，さらに身体障害者団体とも協議して，将来的には相談の窓口を区役所のもとに一元化していこうという計画である。

　政令指定都市として各区が機能する時期には3障害の統合や高齢者へのサービスとの整合性も検討がすすむであろう。

　行政と民間であるやどかりの里の地域生活支援センターが一体化して，ケースマネージメントを開始できるのも，そう遠くはない。

　この地区には大宮市と合併した村がいくつかあり，いまだに旧村のネットワークが生きている。高齢者への宅食サービスは社会福祉協議会が行い，住民のボランティア活動によって支えられている。町内会活動，消防団スポーツ団体など地元の組織化がはかられており，まとまりのある地区でもある。

　地区には，かつて職親として働く場を提供してくれた企業がいくつかある。今は不況のためもあり，一般就労の機会が大変厳しいものになっている。ハローワークとの連携で就労援助を行ってきたが，やどかりの里のメンバーには荷が重いようだ。そこで，現在は作業所の外に，通所授産施設（食事サービスセンター・エンジュ）や福祉工場（やどかり情報館）もこの地域の中に配置して，働く場の確保に努めている。

　この地域，大宮東部生活支援センター圏域では，大宮市の障害者プランの数値目標を達成している唯一の地区である。即ち，社会復帰施設（授産寮・通所授産）を中核にして，その周辺に作業所3カ所，グループホーム3カ所である。福祉工場は県に一箇所であり，その福祉工場も地域内に設置している区域である。

　それでも，人口15万に対して施設整備としては未だ不十分である。今後人口5万の圏域に生活支援センターを配置し，働く場を必要に応じて配置していくことが望まれる。政令指定都市となり，行政区が決まり，区役所の位置が決まり，次第に約5万人規模の地域に配置計画をしていくことになるであろう。その時までに，地域づくり，町づくりに貢献できるような精神保健福祉のネットワークづくりを果していきたいものである。

第3章 日本の5つのベスト・プラクティス　71

表2　平成12年度社団法人やどかりの里組織図

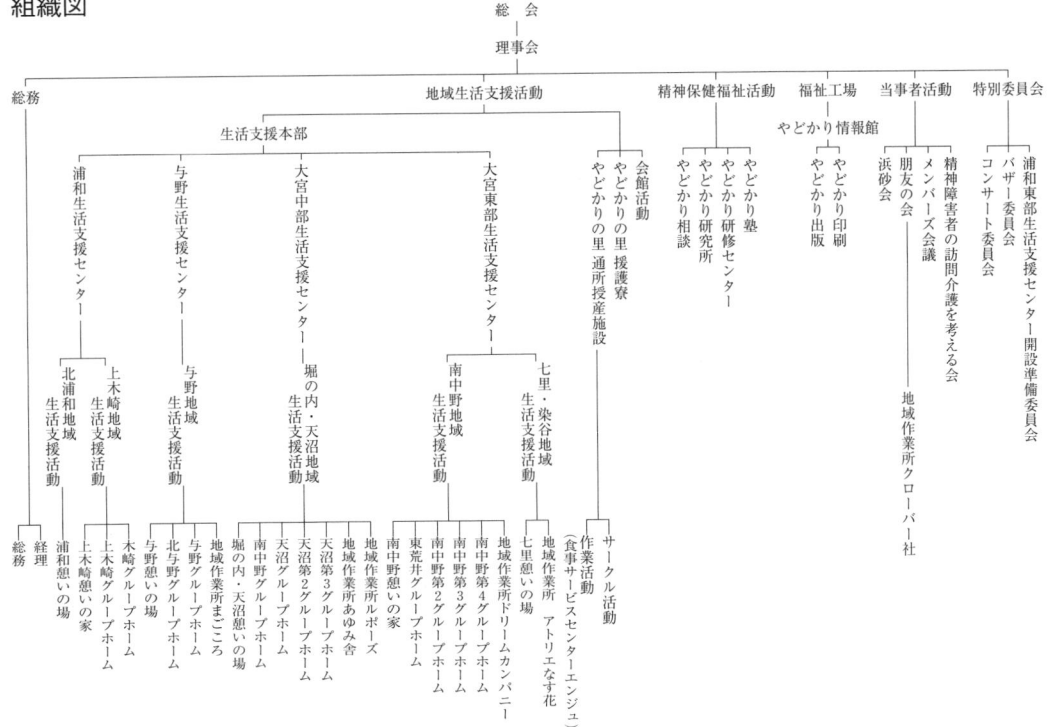

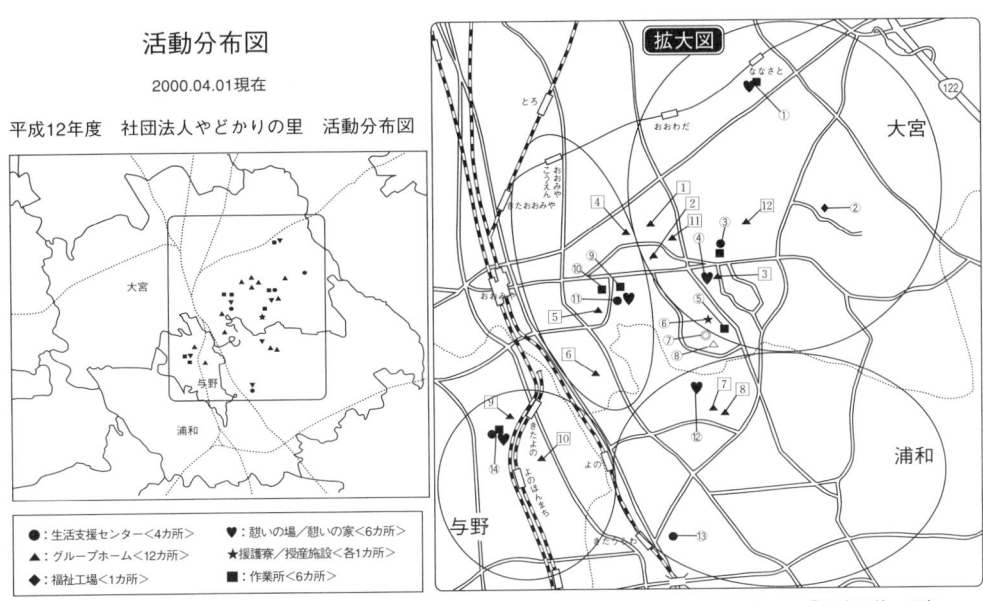

組織図

- 総会
  - 理事会
    - 総務
    - 地域生活支援活動
      - 生活支援本部
        - 浦和生活支援センター
          - 北浦和地域生活支援活動
          - 上木崎地域生活支援活動
          - 総務
          - 経理
          - 浦和憩いの場
        - 与野生活支援センター
          - 与野地域生活支援活動
          - 木崎グループホーム
          - 上木崎グループホーム
          - 上木崎憩いの家
        - 大宮中部生活支援センター
          - 堀の内・天沼地域生活支援活動
          - 与野グループホーム
          - 北与野グループホーム
          - 地域作業所まごころ
          - 与野憩いの場
          - 堀の内・天沼憩いの湯
        - 大宮東部生活支援センター
          - 南中野地域生活支援活動
          - 天沼第2グループホーム
          - 天沼第3グループホーム
          - 南中野第2グループホーム
          - 南中野第3グループホーム
          - 南中野第4グループホーム
          - 東荒井グループホーム
          - 南中野憩いの家
          - 地域作業所ルポーズ
          - 地域作業所あゆみ舎
      - 会館活動
        - 七里・染谷地域生活支援活動
          - 七里憩いの場
          - 地域作業所ドリームカンパニー
      - やどかりの里援護寮
      - やどかりの里通所授産施設
        - 作業活動（食事サービスセンター・エンジュ）
        - サークル活動　アトリエなす花
    - 精神保健福祉活動
      - やどかり塾
      - やどかり研修センター
      - やどかり研究所
      - やどかり相談
    - 福祉工場
      - やどかり情報館
        - やどかり印刷
        - やどかり出版
    - 当事者活動
      - 浜砂会
      - 朋友の会
      - メンバーズ会議
      - 精神障害者の訪問介護を考える会
      - 地域作業所クローバー社
    - 特別委員会
      - 浦和東部生活支援センター開設準備委員会
      - バザー委員会
      - コンサート委員会

活動分布図

2000.04.01現在

平成12年度　社団法人やどかりの里　活動分布図

凡例：
- ● 生活支援センター〈4カ所〉
- ▲ グループホーム〈12カ所〉
- ◆ 福祉工場〈1カ所〉
- ♥ 憩いの場／憩いの家〈6カ所〉
- ★ 援護寮／授産施設〈各1カ所〉
- ■ 作業所〈6カ所〉

①七里憩いの場／アトリエなす花　②やどかり情報館　③大宮東部生活支援センター／ドリームカンパニー　④南中野憩いの家
⑤クローバー社　⑥援護寮／通所授産施設　⑦法人事務所　⑧やどかり研修センター／やどかり研究所／やどかり相談所
⑨あゆみ舎　⑩ルポーズ　⑪大宮中部生活支援センター／堀の内・天沼憩いの湯
⑫上木崎憩いの家　⑬浦和生活支援センター／北浦和憩いの場
⑭与野生活支援センター／与野憩いの場／まごころ
①南与野第2GH　②南中野第3GH　③東新井GH　④南中野GH　⑤天沼GH　⑥天沼第2GH
⑦上木崎GH　⑧木崎GH　⑨北与野GH　⑩与野GH　⑪天沼第3GH　⑫南中野第4GH　※GH：グループホーム

表3　平成12年度やどかりの里における生活支援体制図

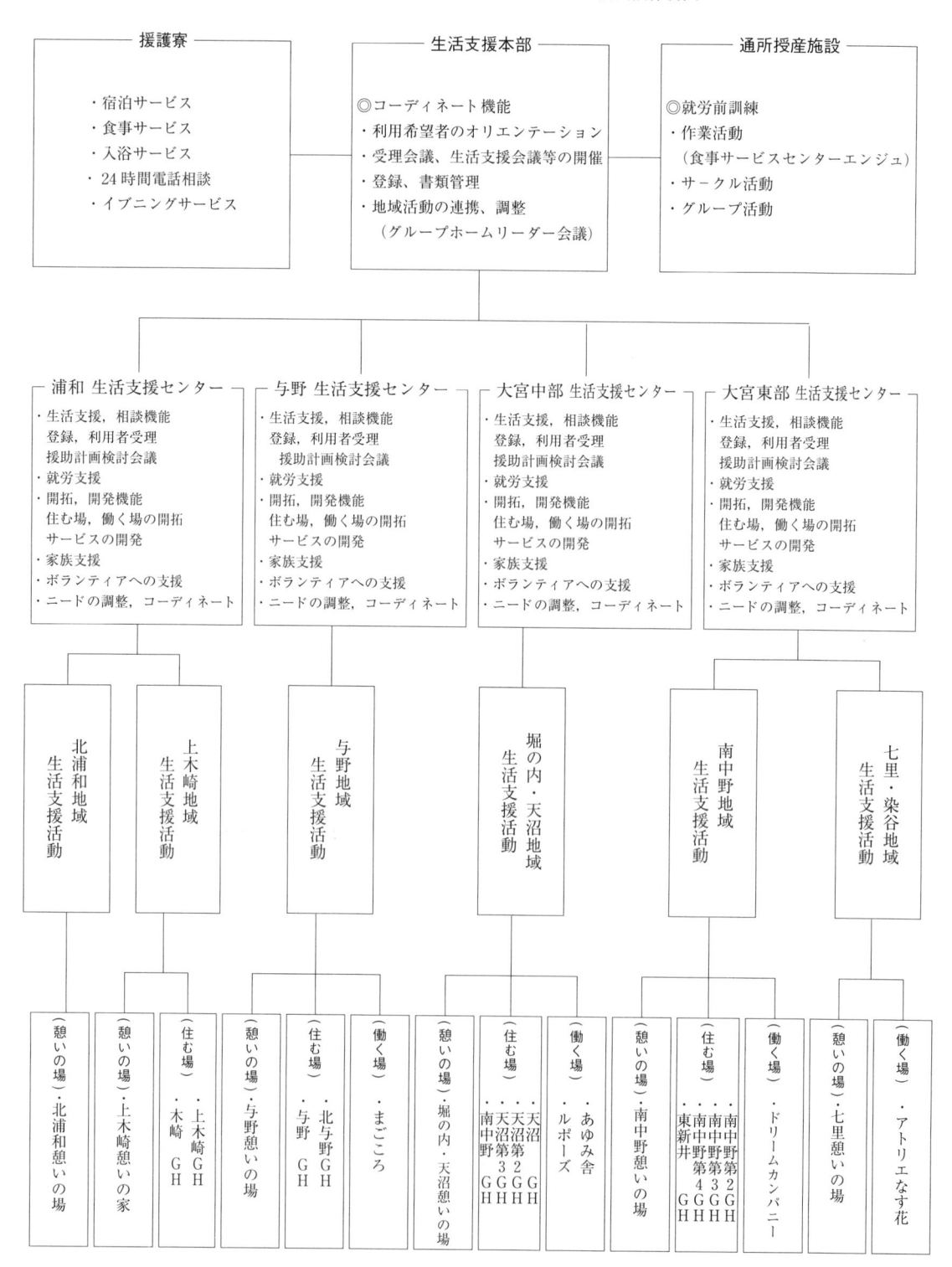

援護寮
- 宿泊サービス
- 食事サービス
- 入浴サービス
- 24時間電話相談
- イブニングサービス

生活支援本部
- ◎コーディネート機能
- 利用希望者のオリエンテーション
- 受理会議、生活支援会議等の開催
- 登録、書類管理
- 地域活動の連携、調整
　（グループホームリーダー会議）

通所授産施設
- ◎就労前訓練
- 作業活動
　（食事サービスセンターエンジュ）
- サークル活動
- グループ活動

浦和 生活支援センター
- 生活支援，相談機能
　登録，利用者受理
　援助計画検討会議
- 就労支援
- 開拓，開発機能
　住む場，働く場の開拓
　サービスの開発
- 家族支援
- ボランティアへの支援
- ニードの調整，コーディネート

与野 生活支援センター
- 生活支援，相談機能
　登録，利用者受理
　援助計画検討会議
- 就労支援
- 開拓，開発機能
　住む場，働く場の開拓
　サービスの開発
- 家族支援
- ボランティアへの支援
- ニードの調整，コーディネート

大宮中部 生活支援センター
- 生活支援，相談機能
　登録，利用者受理
　援助計画検討会議
- 就労支援
- 開拓，開発機能
　住む場，働く場の開拓
　サービスの開発
- 家族支援
- ボランティアへの支援
- ニードの調整，コーディネート

大宮東部 生活支援センター
- 生活支援，相談機能
　登録，利用者受理
　援助計画検討会議
- 就労支援
- 開拓，開発機能
　住む場，働く場の開拓
　サービスの開発
- 家族支援
- ボランティアへの支援
- ニードの調整，コーディネート

北浦和地域 生活支援活動
- （憩いの場）北浦和憩いの場

上木崎地域 生活支援活動
- （憩いの場）上木崎憩いの家
- （住む場）上木崎GH・木崎GH

与野地域 生活支援活動
- （憩いの場）与野憩いの場
- （住む場）北与野GH・与野GH
- （働く場）まごころ

堀の内・天沼地域 生活支援活動
- （憩いの場）堀の内・天沼憩いの場
- （住む場）天沼第2GH・天沼第3GH・南中野GH
- （働く場）ルポーズ・あゆみ舎

南中野地域 生活支援活動
- （憩いの場）南中野憩いの場
- （住む場）南中野第2GH・南中野第3GH・南中野第4GH・東新井GH
- （働く場）ドリームカンパニー

七里・染谷地域 生活支援活動
- （憩いの場）七里憩いの場
- （働く場）アトリエなす花

3．地域の中でメンバーは

　生活支援登録者は180名を超えた（平成12年9月現在）。大宮東部生活支援センターで約80名の登録者である。ひとつの地域生活支援センターが生活支援の対象者としては80～100名がひとつの単位ではないかと思われる。

　平成12年2月現在で生活支援センター登録者は176名であった（図1）。男性が全体の69％を占め，30代が62名と最も多く，約半数はアパート生活者である。（グループホームを含め）ここ数年やどかりの里の利用者の特徴は10年～20年の長期入院者のグループホームへの入居者にみられる。男性で50代の人達と在宅で働く場を求めてくる30代の人達に2極分化している傾向である。

　グループホームでは，民間のアパートを借り5人一組としてメンバー達が助け合っていくことを基本に，生活支援センターのスタッフがチームで支援していく方法をとっている。特に長期入院者であるため，食事のサポートが重要であり，夕食の宅食サービスが効果をあげている。

　買物，銀行でのお金の引き出しなど仲間うちで助けあっている。必要によっては生活支援のスタッフはホームヘルパーのような役割も行っている。

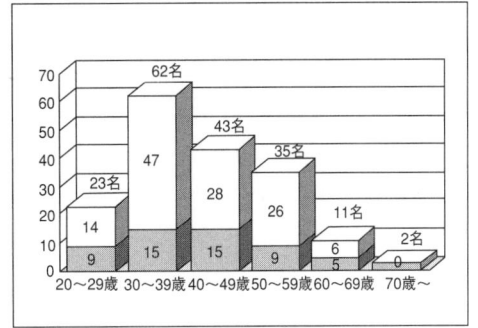

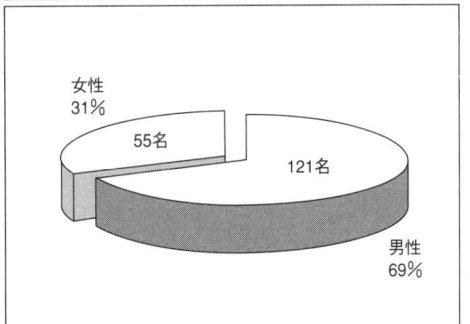

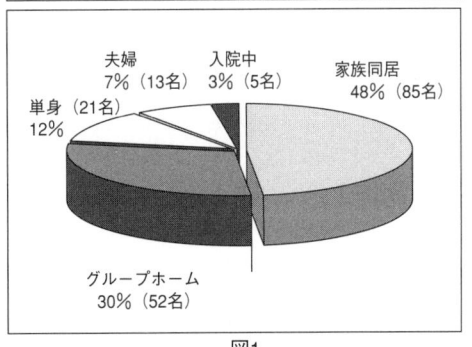

　30代のメンバーは，グループ活動，サークル活動を求めてくる方もいるが，多くの方々は働くことを求めて来里される。すでに述べたように一般就労への道が狭き門なので，とりあえず働く場として作業所を選択して，その人なりの希望，願いを実現できるよう支援をしていくことにしている。

　作業所での工賃は，時給200～400円程度である。授産施設で300～500円，福祉工場で600円。それぞれ賃金の高い方に移動があるかと予想をしていたが，各作業所での賃金を上げることへの創意工夫が始まっている。

図1

地域で暮らすメンバーは，自分の居住する地域にある生活支援センターを拠り所にしている。集まりの場であると同時に相談の場でもある。レク（レクリエーションの略）活動や各種イベントを企画し，地域との交流も活発化されてきた。ここ数年の大きな変化は職員主導型からメンバーと職員との協働へと努力がなされてきたことである。生活支援にはメンバー参加で会議を開き，地域の中での困りごとはメンバーの意見を取り入れつつ課題を解決していくという方法を取っている。

　メンバーからも積極的な参加がみられ，特に地域交流など意欲的な姿勢がうかがわれる。ボランティアの参入は各々の作業所で異なり，メンバーだけで運営をしていこうとしているところと，ボランティアの参加によって運営をしていくところで違いが明確になってきた。

　やどかり情報館での仕事として，メンバーが市民に語る体験談，各地への講師派遣など病気をしたこと，病いからの回復など各人の体験を語ることを通して，精神障害者への理解を深めてもらおうと企画をしている。

　これら，セルフ・ヘルプの活動を通して，自尊心の回復をもたらし，さらに自発的，主体的な活動へと期待がされてきている。

　なによりも，メンバーが主体的になってきていることが我々の活動を活気づけていることである。多くのメンバーは病気をして，精神病院に入院した時，自分の人生は終ったと感じたと語る。今，活動を通じて，仲間から助けられ，自分も仲間を助けることができ，そこから自分も役に立つ存在であると自信がもてるようになってきたという。自分の人生が再び自分の手の中にもどってきたともいう。

　まさに，セルフ・ヘルプの活動から，自尊心を回復し，仲間同志によるエンパワメントによって，生きる希望がみいだされたのである。

4．パートナーとしての職員は

　社団法人やどかりの里の体制は，理事12名，監事2名，顧問医8名である。理事の構成は，学識経験者4名，職員4名，メンバーと家族4名からなっている。当事者1/3の枠を確保することにしている。職員は常勤32名，非常勤20名である。（平成12年3月現在）

　常勤の勤続年数は10年未満がほとんどで，年齢も20代〜30代で占められている。

　ここ数年の職員の移動は研修生の制度があり，3〜5年で職場を移動する人材養成の役割を担っていたことによるものである。

　常勤者のうち2名は心理を学んだものであるが，他は社会福祉系の大学を卒業したものである。若干，事務職と印刷関係には福祉職以外の人を配置している。

　各生活支援センターには3〜4名の職員を配置し，チーフは精神保健福祉士をもってあて

ている。

　生活支援チームの働きは，いわゆるケースマネジメントの機能を中心に，地域におけるコーディネーターとしての働きである。メンバーに対して個別担当制も用意しているが，主にチームで生活支援にあたることにしている。相談のある時はメンバーはチームの中のスタッフを選んでいるようである。生活支援センターの職員との面接は相談室の中での面接よりも，センターの談話室や宅食の際のアパートの玄関，作業所でのお茶の時間といったようにメンバーの生活，働く場に出向いての相談が多くなってきている。

　自分の生活設計に関する相談など，継続した面接を希望する場合には，やどかり相談所に予約をして面接ができるようになっている。

　生活支援センターの職員の役割は，個々人と援助プランをたてることである。一定の期間を定め，目標を設定するのである。従来のニーズとはやや異なって，主に本人の願い，希望，夢を長期目標として設定するのである。そして，当面の課題を具体的に設定し，長期目標への中期計画を立てることである。人によっては1週間，1カ月，3カ月，6カ月とその期間の設定は個別的に決定をしている。

　個別担当はもとより，個々人の願い，希望，夢を実現化させるために，チーム全体でことにあたるのである。

　これらの過程をみていると，スタッフはメンバー一人一人のパートナーとしての役割を担っているようである。

　生活支援センターには，センターのスタッフの他に作業所の指導員，グループホームの世話人，ボランティア，グループホームのリーダーなどのメンバーもかかえ，生活支援の会議をもっている。作業所の担当者は必要に応じて作業所に出向き，グループホームの世話人は呼び出しに応じて支援に出向くような方式をとっている。したがって，生活支援センターに職員が常駐しているようにしている。

　夕食時には各メンバーのところに宅食を

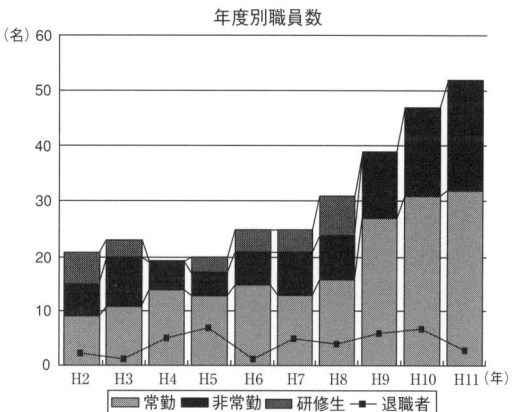

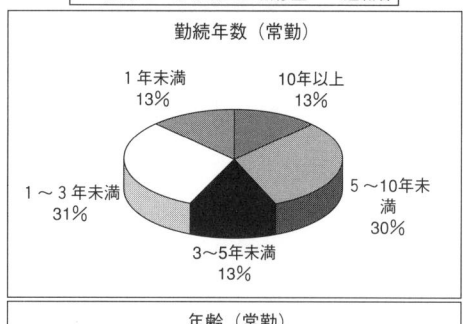

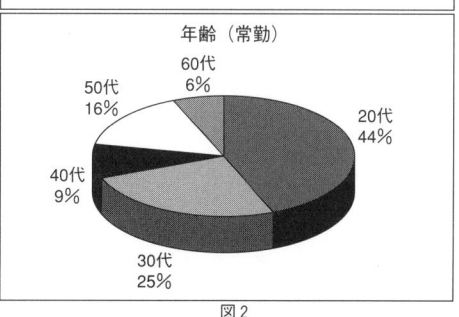

年度別職員数（常勤，非常勤，研修生，退職者　H2〜H11年）

勤続年数（常勤）
1年未満　13%
10年以上　13%
5〜10年未満　30%
3〜5年未満　13%
1〜3年未満　31%

年齢（常勤）
60代　6%
50代　16%
40代　9%
30代　25%
20代　44%

図2

しているのが，生活支援センターの職員である。

　当初，ボランティアの方々に宅食を委託する案も出たのであるが，実施してみて，宅食を行うのは職員の仕事であるとの結論に達した。宅食をすることによって，メンバーの生活の場に出向き，そこで，日常の困りごとやさまざまな相談を玄関で行い，後ほど，その日のうちに対応するという形をとるようになった。グループホームに入居しているメンバーが一人でも宅食のサービスを受けていると，そこでのグループホームのメンバーの生活そのものが見えてきて，適切な対応ができるというのである。宅食サービスの実施は，危機的介入がほとんどなくなるほど，効果をあげた。毎日のストレスを最少限に押える役割をもっているようだ。

　最近では移動サービスもメニューの1つになった。病院やクリニックに診療に行くことをサポートして，一緒に車に乗せて移動を手助けするのである。当初，本人に行かせるように援助すべきだとの意見もあったが，望まれれば生活支援センターのスタッフが車で一緒に診察に出向き，主治医との連絡も同時に行ってくるのである。

　生活支援センターのスタッフは直接的に指導，訓練をすることではなく，主治医を始め本人をとりまくいろいろな人達との間を取り結び，ご本人とまわりの人達との関係性を強め，その中でパートナーとして必要な手助けをしていく役割を果しているのである。

5．生活支援とは

　前述したように，ごくあたりまえの生活の実現を目指してきたやどかりの里の活動ではあるが，生活支援の体制がつくられたあたりから本来的な考え方があらためて確認されてきたのである。

　活動の当初より，生活者としての視点が基本となってきた。患者としてではなく，ごく普通の人として，一人前の人として見ることが重要な視点であった。責任能力のある自己決定のできる人としたわけである。このことが個々人の自己決定を尊重することや，主体性，自主性を促すことになっていったのであった。

　そのつきあい方も，基本的には平等・対等な関係を保持するように努めた。とはいえ，活動を利用する当初においては，平等であっても対等とはいいがたい。活動を通じて徐々に力をつけて対等性を獲得していくことが重要なのである。メンバーは，援助の受け手から，援助の提供者になっていくのである。支援され，支援するという相互援助のつきあいを維持しつつ，共働して地域生活支援活動を担っていくのである。

　あたりまえの生活を手に入れることは容易ではない。しかし，時間を十分にとって，手の中に入れるものと考えれば，その間は支援を受けつつ，時の経過を待つことが大切なのである。それでも，普通の人並みの生活と考えなくてもよいのである。その人なりの，その人ら

しい生活という独自性を認め，受け入れることが大切なことなのである。そのままを認め，受け入れ，生活を可能にしていくことなのである。普通の人の暮らしができるための指導や訓練というよりも，その人が自分なりのスタイルで生活をすることを支援していくことであり，そのために必要とされることを補強したり，補完することが大切なことなのである。

このような生き方や生活のあり方を可能にしていくための条件が生活の支えとして必要である。

まず第一は，安心の場が地域の中に拠点としてなければならない。生活支援センターである。行き場であり，居場所であり，いこいの場である。相談相手がいて，自分なりの生活を可能にしていくための支援者の存在である。そこには仲間がいて，仲間との話し合い，喜びの共有，支え合いがあることである。セルフ・ヘルプの活動が生活を支える基本である。

支え手は，仲間の他に家族の支え，近隣の人の支え，友人の支えなどその人にとって必要な人の支えというネットワークづくりをしていかなければならないのである。

そのための生活支援体制づくりを行わなければならない。フォーマルなネットワークに加えインフォーマルなネットワークを組織化していくこと，多様なサービスを用意することである。とりわけ，住宅を確保すること，働く場を開拓していくことなど，社会資源の開発に努めることが必要となってくる。

これら支援のシステムが整っている中での生活が，ごくあたりまえの生活を可能にしていくための前提である。

6．自尊心の回復と豊かな生活を

活動を振り返ってみると，当初5年間は病院医療の延長線のような治療関係をひきずっていた。活動も病院から地域へという中間的な位置づけであり，デイケアや作業療法的な活動であった。スタッフが病院に勤務していた精神科ソーシャルワーカーや臨床心理士であったことも，病院における援助関係をそのまま地域に持ちこんだことにもなった。

すでに述べたように，生活者の視点から考え直して，徐々に社会復帰への過程としてごくあたりまえの生活の実現を目標に掲げた。リハビリテーションである。生活のしづらさを克服する指導や訓練の方法を考えたのである。一般就労が目標ともなった。しかし，就労の目標を達成し，やどかりの里を離れて独立をしていったメンバーの再発，再入院が多く，活動の振り返りをした。活動を開始して10年経過した頃である。生活を継続して，支援する必要性があると判断した。自立，独立を強調して一人立ちを目標にしてきたが，方向性を変えて，仲間の連帯の中での自立をうちだしたのである。現在の時点から考えれば大きな転換だったと思う。自立，独立から依存を基調にして力をつけ，さまざまなことに挑戦すればよいという考えである。したがって，常にいこいの場という安心できる場を用意し，いつでも逃

表4 医療モデルと生活モデルの比較

	社会復帰活動 (医療モデル)	生活支援活動 (生活モデル)
主体	援助者	生活者
責任者	健康管理をする側	本人の自己決定による
かかわり	規則正しい生活への援助	本人の主体性へのうながし
とらえ方	疾患・症状を中心に	生活のしづらさとして
関係性	治療・援助関係	共に歩む・支え手として
問題性	個人の病理・問題性に重点	環境・生活を整えることに重点
取り組み	教育的・訓練的	相互援助・補完的

げこめる場にし、かけこみ寺のような機能をもたせつつ、その人なりに自立を独立をといった両面性をもたせていたことになるのである。生活支援はこのような考えをひきついでいった。支援をうけつつ、その人なりの生活をといった方法を生みだしたのである。

もう一方では、存続の危機を招いてしまったやどかりの里が、活動を縮少して、存続をさせようとした時に活動の目標にしたのが仲間づくりであった。この仲間づくりのグループ活動を基本にして、その後に仲間の支え合いが生まれた。セルフ・ヘルプの活動である。この中から、病気によって、あるいは入院生活の中で失くなってしまった自尊心を回復していったのである。

活動を通じて、頼れるスタッフの存在、同じ病気をした仲間との出会い、グループにおける学び、自信の獲得等、自らを取り戻していく道程を確認することになった。この回復過程では、安心、喜び、意欲、ゆとり、希望と時間をかけつつ、自らの内的世界をふくらませていったのであった。生活支援の方法が具体化していく中で、希望は大きな力となっていくのである。やどかりの里を利用した当初は、メンバーはほとんどの人が絶望状態で活動に参加してくる。それぞれの思い、願い、望み、夢を語り合い、希望をもつことが大きな目標の一つでもあった。そして、希望、夢の実現化のための共同作業が始まるのである。これが生活支援の中心的な働きなのである。

社会復帰活動から生活支援活動への変化は、かかわる側の変化でもあった。それは医療モデルから生活モデルへの転換でもあった（表4）。主体が援助者から生活者へ、責任性が健康を管理する医療従事者から本人へと移行していった。自己決定の尊重が中心となってきたのであった。当然、症状、疾患を中心に見てきた観点から、「生活のしづらさ」として捉える観点へと転換をした。

治療・援助関係から、共に歩む支え手として、良きパートナーとしての関係性に移行したのである。つまり、個人の病理や問題行動に重点を置くのではなく、各人の環境や生活を整えることに力点を移してきたのである。教育的、訓練的なものから、相互援助、補完的な役割が中心的なものになっていった。やどかりの里は長い時間経過の中で、医療モデルを脱皮

して，生活モデルを樹立させてきたともいえる。

　ふりかえって，各自の回復の経過からみると医療モデルから生活モデルへの移行には，病院・病気からの回復，社会復帰・能力の回復，生活支援の自尊心の回復といった特徴がうかがえる（図3）。

　やどかりの里の活動からもうかがえるように，特に精神分裂病者にとっては，自らを回復する過程は多くの時間が必要とされる。多くの人は病院への入院治療によって症状の改善をして，社会復帰の場に移行する。そして，再び能力を回復すべくリハビリテーションを経て社会への復帰を果たす。やどかりの里のように，生活支援をうけつつ，地域で暮らす方達もいる。いずれにしても，病院から社会復帰，そして，生活支援というように場の変化を病院から地域へと方向づけてきている。

　やどかりの里における新しい発見は，その逆の方向もありうるのであるということである。即ち，生活支援における目標は生活の質（QOL）の向上である。そのことを通じて，自尊心の回復がされると，能力の回復が可能なのである。自尊心の回復，即ち自信をもつこと，可能性への追求と考えれば当然ともいえることである。さらに，長い経過を経ると病気からの回復へとも結びついていくことなのである。症状が改善されるのである。

　病院という場から，地域へという場への移行のみを考えてきたが，慢性的疾患を持っている多くの方々を地域に迎え入れ，共なる活動を経て，今見えてきたことは，その人をそのまま認め，その人なりの生き方や人生を肯定的にとらえ，その人の願いや夢の実現のための理解者と協力者を得ることによって，自らの人生を自らの手の中でにぎりしめ，主体的に人生を生きるということによって，自らを取り戻していくことになったのである。

　生活支援におけるキーワーズでもある自尊心の回復と生活の質の向上（QOL）の観点か

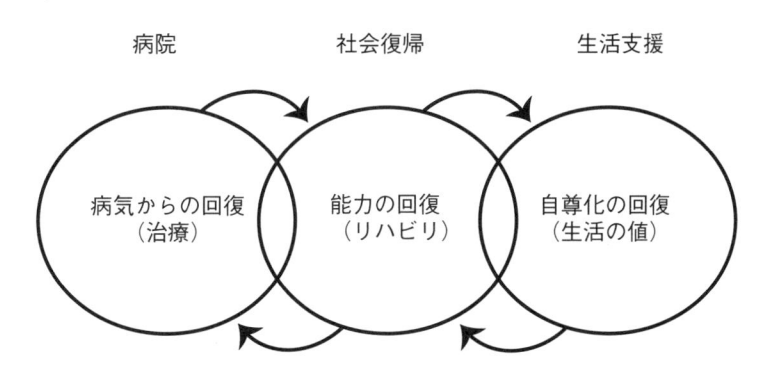

図3　回復の過程

らみると，病院の場であれ，社会復帰の場であれ，自尊心の回復を助けるどころか，自尊心を傷つけ，もしくは喪失させることがあってはならないのである。病いをかかえつつも，希望を持って生きる状況を共に創っていくことこそが重要なのである。

7．今後の活動の展開

　やどかりの里は30年の活動の中から，精神障害者の地域における生活の支援を通して，多くの学びをしてきた。そしてようやく，生活モデルの樹立と，生活支援の考えや方法についてまとめてきた。地域での支援活動を精神保健福祉のネットワークを活用して，知的障害，身体障害の方々との協同と連携をもつこと，さらに高齢者へのサービスなど，これから地域ぐるみでの住みやすい町づくりと，病気の人も，障害をもっている人も，健康な人も共働して地域づくりに入るスタート地点に立ったところである。

　今後の活動の展開はすでに述べたように，「さいたま市」という政令指定都市の一隅で活動の質を高める努力をして，各地へのモデルとなることである。やどかりの里が各地に出向くという拡大はないが，活動のモデルとして，各地に輸出することはできるのである。活動のモデルといっても，そのまま各地にあてはまるとは思わない。ひとつでも持ち帰って実践できることがあればそれでよいのである。

　今後，市町村が中心になって精神保健福祉の活動を展開する時には，やどかりの里の規模を超えて活動を拡げていくところや活動の質もはるかに良いものがでてくることであろう。そのことを期待しつつ，やや先行的に活動を推進していこうとしている。

　とはいえ，やどかりの里も今までの弱点を強化して，よりよい活動のモデルをつくりたいと願っている。弱点とは，行政との協同であり，就労に向けた体制づくりである。

　やどかりの里は今後への課題を残しつつも，大きな町づくりに向けた夢の実現化をめざして，再び走りだした活動である。

JHC板橋

全員参加と協働の地域支援
―― JHC板橋の旅路 ――

社会福祉法人ジェイ・エイチ・シー板橋会　寺谷　隆子・田村　文栄

1. JHC板橋とは

　JHCとは，Joint（共同・共有・交流），House（拠点），Cosmos（調和）の略称で，人びとの課題を共有し，共に行う共同活動を促進し，共に支えあうあたたかいまちづくりを目ざすものである。JHC板橋は，5カ所の作業所や3つの夜間ケア，ピアサポート・センター，職業生活支援プログラムなどを運営する民間の非営利組織「JHC板橋運営委員会」と，授産施設，グループホームやクラブハウスを運営する社会福祉法人組織「JHC板橋会」の2つの異なる組織による事業の総称である。

1）JHC板橋運営委員会

　JHC板橋は，1983年に精神病院で働くソーシャルワーカーたち11人の共同出資によって設立された非営利組織である。設立に加わった11人はそれぞれの所属する職場で，個々人の潜在する可能性に対する信念をもとに，住いや仕事，仲間や隣人との交わりへの希望を受け止め共に歩んできた仲間である。

　現在この組織が運営する事業は，東京都精神障害者共同作業所通所訓練事業5カ所をはじめ，板橋区独自の事業である夜間ケア3カ所，財団助成によるピアサポート・ネットワーク・センターや職業生活支援プログラムの4種類である。

2）JHC板橋会

　JHC板橋会は，JHC板橋運営委員会が母体となって1996年に設立された社会福祉法人組織で，精神保健福祉法の通所授産施設やグループホーム，地域生活支援センターに加え，公益事業として板橋区精神障害者支援施策であるソーシャルハウスとしてクラブハウスを運営している。

　2つの組織運営の基本は，対等な立場で協同するワーカーズ・コレクティブにある。

　JHC板橋は，一人ひとりに秘められた可能性を発見して社会との関係に活かす機会を創り出すことを活動の基本に置き，支え合うあたたかいまちづくりをめざして，誰もが地域の

一員として共に歩んできた。

　国際障害者10年の行動計画と同時期にスタートしたJHC板橋の歩みは、誰もが自分の可能性を発揮して意義ある人生を送るというノーマライゼーションに続く道である。

　私たちの活動は、こうした主旨が精神障害を持つ人びとの個人的な生活や地域社会の中で、日常的に実感できるようなサービスを、当事者や家族、住民、行政関係者と一緒になって築いていくことを大切にしている。

3）活動の理念と目標
（1）活動の理念

　人権尊重をうたった憲法や精神保健福祉法に規定される国民の精神的健康の保持増進と社会復帰への理解と協力に努める義務に加えて、板橋区の基本構想「共に支え合うあたたかいまちづくり」の3つを、柱としている（表1）。

表1　JHC板橋の活動理念

・すべて国民は健康的で文化的な最低限度の生活を営む権利を有する。
・精神的健康の保持増進に努め、精神障害者の社会復帰への理解と協力に努める。[精神保健福祉法第3条]
・ともに支え合うあたたかいまちづくり[板橋区基本構想]

（2）活動の目標

精神障害を持つ人の自立と社会参加をはじめ、区民の心の健康と福祉のための先駆的で創造的な活動を進め、ともに支え合うあたたかいまちづくりに寄与することを目的にしている。活動の焦点は、精神障害を持つ人の自立と社会参加を促進すること、そのことが互いに尊重しあい友好的で支え合う地域社会づくりの活動の一環となっていくことである。

2．JHC板橋の旅路

　JHC板橋の旅は、中仙道の板橋宿（JHC大山）から始まった。中仙道を下る志村（JHC志村）から川越街道へ続く赤塚（JHC赤塚）の街道には秋桜の花が咲き（JHC秋桜）、豊かな泉の流れ（JHCいずみ）が注ぐ港には（サン・マリーナ）虹が架けられ（レヂデンス虹）まちの人々のハーモニー（ピアサポート・ネットワークセンター・ハーモニー）が響く旅路であった。

　私たちは、13年間の旅路の途中で社会福祉法人設立という新しい冒険旅行の計画をあたためてきたが、新しく誕生した法人組織の旅は1996年に始まった。障害を持つ者もそうでない者も、自分たちの人生を自分でプロデュース（授産施設・プロデュース道）した意義ある人生の営みを、同じ住民同士が仲間となって分かちあい手を取りあう拠点（地域生活支援センター・スペースピア）にたどりついたエンパワメントの道であった（図1）。

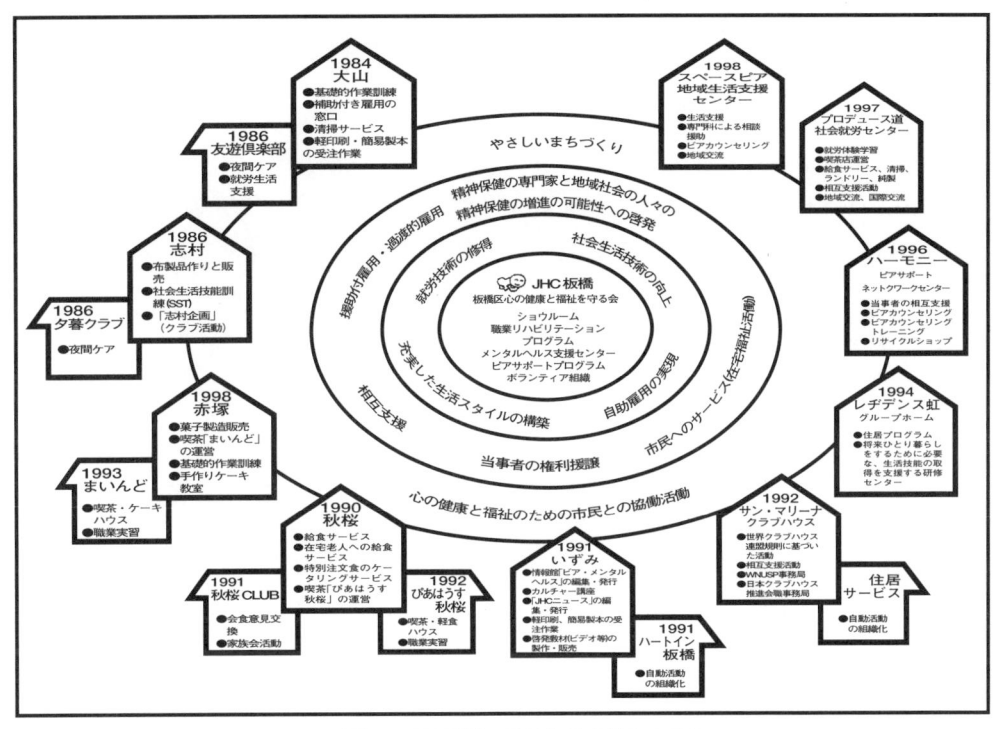

図1　JHC板橋の地域生活支援システム

1．サービスの利用登録者

　JHC板橋のサービスの利用総登録者数は460名で，その内訳は事業別に，作業所5カ所116人，夜間ケア3カ所77人，クラブハウス100人（定員），グループホーム5人，ピアサポート・ネットワーク・センター45人，社会就労センター27人，地域生活支援センター90人である。こうした利用者の90％が板橋区民で占められている。

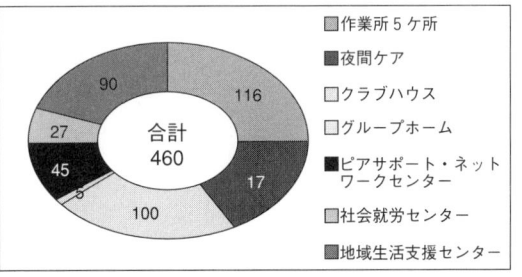

図2　サービスの利用登録者

　全体の利用登録者総数460人のうち313人が利用者実数になるが，主な所属を持ちながら他のJHC板橋のサービスを併用する人が147人になっている（図2）。

　すべてのサービスは，利用登録が原則であるが，グループホームを除くサービスは，見学や試験的利用などサービス選択や休息などを目的とした臨時の一時的利用が可能である。

　利用者のほとんどが分裂病の診断名を持つ人で，次ぎに神経症になっている。利用者の年齢は18歳から63歳まで，平均年齢は42歳である。

2）サービス提供者（職員）

職員は，常勤27人とコンシューマー11人を含めた非常勤48人の75人であり，その他に事業運営上重要なボランティア79人を加え154人がサービスを提供している。

職員75人のうち11人のコンシューマーは，サクラメント市及びサンフランシスコ市のセルフヘルプセンターのピアカウンセリング研修を受講した後，全国各地で普及教育にも従事する人である。その他の職種は，顧問医としての精神科医師4人，作業療法士2人，看護7人，臨床心理士1人，非専門家8人，ソーシャルワーカー42人で構成されている。

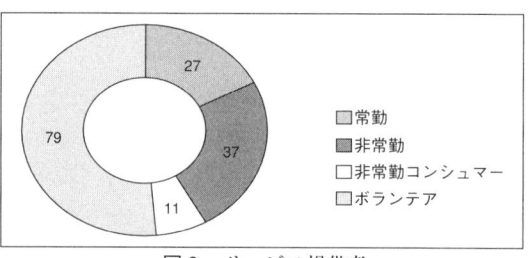

図3　サービス提供者

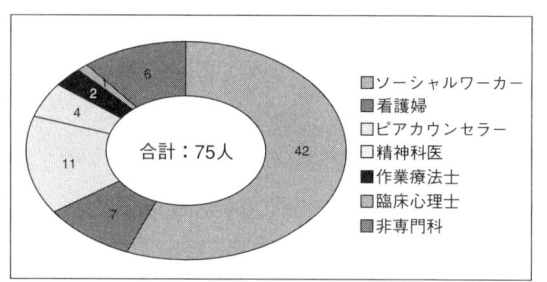

図4　職員構成

313人の利用者と職員75人，ボランティア79人の467人が，支え合うあたたかいまちづくりに共同して取り組む仲間としての存在である（図3，4）。

3）板橋の地域特性―支援資源の宝庫―

JHC板橋の活動の背景である地域特性を紹介することは，活動の内容や発展過程の説明に不可欠である。JHC板橋の事業所は，板橋区内の私鉄や都営地下鉄沿線駅から数分の，誰にも知られやすく立ち寄りやすい場所にある。事業所の開設では，住民の反対に出会うこともなく，だからといって無関心な住民ではなく，施設用にと新築して提供していただいたり，開設後も継続した協力と支援をいただいている。それは決して偶然なことではなく，板橋区の基本構想を理念として掲げる活動が，行政のパートナーシップを得て進められたこと，何より住民である当事者の希望を共有した協働活動の姿勢が，説得力となったと云えるのである。

私たちのまち板橋は，多様な人たちを迎え入れてきた歴史が特性のひとつである。江戸時代，人びとが往来する中仙道の宿場町として栄え，明治以降は，身よりのない人びとを収容した東京都養育院や都立重度障害児福祉施設などを迎え入れてきた。精神保健福祉のサービスでは，都立の総合病院，2つの大学病院，4つの民間の精神病院など，都内3番目の精神科病床を有する地域である。各病院には，複数の精神保健福祉士が配置され，デイケアやリハビリテーション活動，通院患者や家族の組織を支援し，地域交流も盛んである。

公的機関である保健所や保健所健康福祉センター（4カ所）では，週3日のデイケア，

OB会や地域家族会を支援し，また健康福祉センターには，心理出身の精神保健福祉士を配置するなど，都内では例外的である。こうした関係者や家族，当事者などで構成される自主的な板橋地域精神健康リハビリテーション委員会が毎月開催されており，板橋区の夜間ケアやクラブハウスなどに対する先進的な支援施策などは，支援資源の宝庫とみることができる。

このような環境を背景とするJHC板橋が展開する活動は，利用者の希望に基づいて協力しあう，行政や住民，家族とのパートナーシップが得られた結果である。

4）JHC板橋の環境的条件

JHC板橋は，1983年設立以来作業所5カ所，夜間ケア3カ所，クラブハウス，グループホーム，ピアサポート・ネットワーク・センター，社会就労センター，地域生活支援センターなど，当事者参加と協働によるやさしいまちづくりのビジョンを掲げて活動をしてきた。

JHC板橋は，板橋区内の保健所や健康福祉センターの管轄エリアごとに事業所を配置してきた。このことは，福祉事務所や保健所など，行政サービスとのパートナーシップを大切に，互いの独自性と連携によって統合されたサービスを提供するためには極めて重要なことである。

JHC板橋の支援プログラムは，福祉事務所のソーシャルワーカーや保健所保健婦，精神保健福祉相談員の強力な日常的なサポート体制，区内7つの精神医療機関などの連携と協働が基盤となっている（図5）。

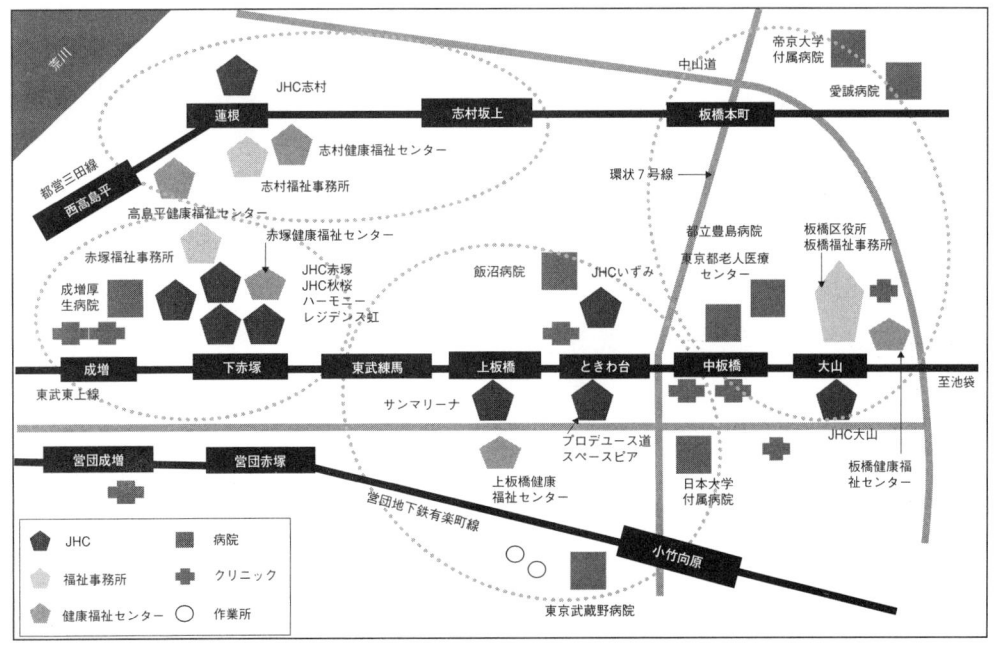

図5　JHC板橋の環境的条件

5）活動の基本姿勢

 私たちの活動は，支え合い共に生きるまちづくりに向けた，当事者や住民と協働して活動すること，つまり，同じ住民としてのパートナーシップを基本姿勢としてる。

 そのための戦略は，①アクセス重視：だれにも知られやすく立ち寄りやすい，周囲の環境にとけこみ自分の都合に合わせた参加が可能なこと。誰もが地域の一員として関われる場所であること。②参加しやすいプログラム：地域の身近な場所で提供される支援プログラムが，誰にも理解しやすく参加しやすい内容で，日常性に富むこと。③利益共有の可能性：プログラムが，地域の人びとの日常生活上に必要とされる，身近に存在しかつ具体的な地域の利益として共有され板橋の重要な地域支援資源（財産）となっていくこと。④パートナーシップの関係：障害を持つ者もそうでない者も，共に生きるまちであることを共感し，共有しあえる近隣関係を築くこと。以上の4点である。

3．活動の展開過程（図6）

1）共同作業所

 JHC板橋開設に際して，入院中や通院中の精神障害者に簡単な調査を実施し，①働きたい，②一人暮らしが出来るようになりたい，③友達が欲しい，④趣味や学習を続けたい，⑤

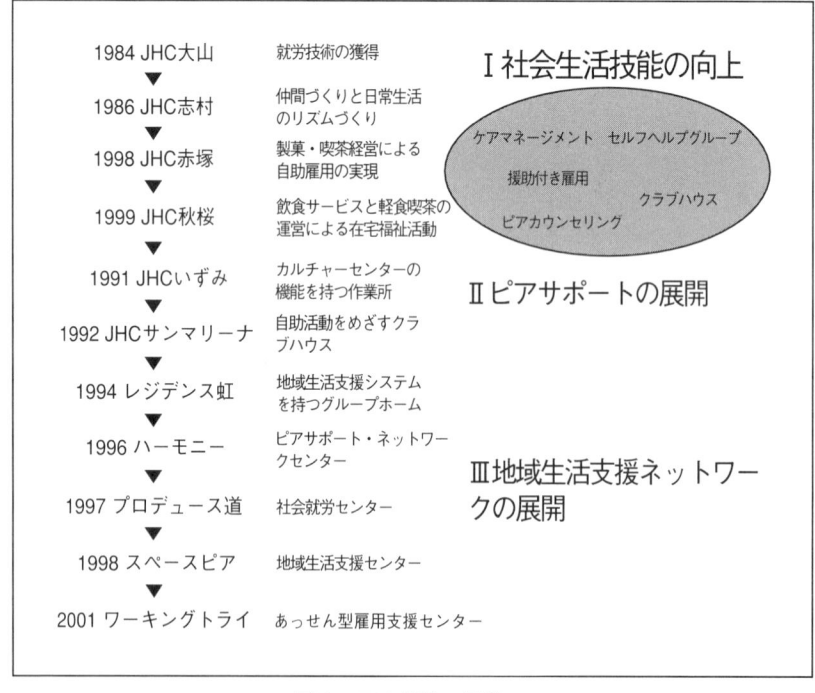

図6　JHC板橋の展開

人の役に立ちたいという5つの希望を把握した。JHC板橋の活動は，この5つの希望を反映することを確認して出発した。

　最初に取り組んだ事業は，保健所デイケアの利用者の強い希望であった就労のための準備プログラムを中心とする大山作業所の開設で，ILO条約が批准される以前のことである。働くために必要とされる決まった時間に出勤して，求められる仕事をするなどのワークパーソナリティを身につけることを主眼とした。開設に至るまでの最大の協力者であり心強いパートナーは保健所デイケアのOBで，そのことが当事者中心のサービスにおいて最大の強みであった。

　2番目に，一人暮らしが出来るようになりたいという希望に基づくJHC志村を開設した。活動は，長期の入院を経験してきた人びとが直面する課題である対人関係上や生活上の問題対処の技能を獲得するためのプログラムを中心とした。そのために必要とされる条件としてトップにあげられた看護婦が身近にいることをはじめ，食事の提供，友達，憩いなどの希望を反映した職員の配置と，仲間づくりや地域での日常生活リズムを獲得するためのプログラムを提供した。

　3番目のJHC赤塚では，企業の下請けではなく自分たちで独自の製品を製造販売する事業主となる挑戦をはじめた。後に，この形態が，国際ボランティアによって，自助雇用として欧米では普遍化していることを示唆された。受注先は，自分たちが必要としている精神保健福祉サービスの提供機関がほとんどだったが，次第に学校や市民グループ，喫茶店などにも広がっていった。

　こうした作業所活動の蓄積から，社会福祉協議会の応援で，在宅高齢者の給食サービスという地域福祉事業の従事者として働く，4番目の作業所JHC秋桜を開設した。この作業所の挑戦は，単なる保護や訓練の必要な人たちのための事業ではなく，住民のQOLに必須の事業としての住民理解を促進する力となった。

　最後の5番目のJHCいずみは，ニューヨークにあるファウンテハウスのクラブハウスモデルの一部導入を意図し，カルチャー講座や購読用の情報誌発行をプログラムとして導入した。このプログラムの真価は，消費者の立場から取材し発信する情報提供者としての立場や，カルチャー講座における講師としての立場で住民サービスを提供することにある。社会的なバリアとしての情報や心のバリアに関する当事者や住民と共に行う共同活動が展開され，同じまちの住民同士としてのピア（仲間）のサポートの力を培うことを事業としている。

　このようにJHC板橋における共同作業所の展開過程は，精神保健福祉サービスの利用者が，個人的技能の獲得に必要な支援プログラムの事業を通して，地域住民サービスの提供者となることの具体化への挑戦であった。また，JHC板橋における日常活動から，潜在する可能性への信頼感を分かち合うことになるという共通の気づきと確信が得られ，あたたかい

まちづくりに必要なサービスを一緒に創り上げる原動力になっていることとして評価できる（表2）。

表2 社会生活技能の向上

- 1984　JHC 大山　清掃事業
- 1986　JHC 志村　縫製事業とクラブ活動
- 1986　夜間グループ（3カ所）情報交換・夕食会・専門家の共同利用の場（板橋区単独事業）
- 1987　JHC 赤塚　ケーキ・クッキーの製造・販売
- 1989　JHC 秋桜　在宅高齢者，障害者への配食サービス
- 1990　JHC いずみ　情報誌『ピアメンタルヘルス』の編集発行
- 地域生活支援活動としての共同作業所
- 地域住民サービス提供者としての当事者の社会的貢献

2）夜間ケア

このサービスは，後に説明するクラブハウスと共に板橋区の単独の補助事業である。1980年半ばの精神保健福祉サービスは少数で（作業所数現在の12％程度）しかも日中に限られ，希望していた就労が叶うことは，一方で地域生活支援サービスの利用をあきらめることでもあった。

JHC 板橋の新たな試みである夜間ケアは，兄弟の結婚を契機に独立し，就労を目前にした兄貴分のメンバーの自殺が契機であった。保健婦と病院ソーシャルワーカー，作業所の職員らのボランティアによる夜間グループ活動を，帰宅途中のメンバーから地下鉄の駅で聞いた衛生部長の応援で，板橋区独自の補助事業となったのである。

現在，3カ所で開催されているが，このグループの特徴は，共通の経験を基盤に，生活上の問題に対処するため，同じ仲間の経験や専門家，住民の支援を共同利用する場であることである。活動の中心は，同じまちに暮らす精神障害を持つ者同士の，情報交換や夕食を共にして支え合うセルフヘルプ活動で，就労相談や就労後の支援の場でもある。

3）国際交流―相互支援システム―

こうした JHC 板橋に最も強いインパクトとなったのは，4番目の作業所「秋桜」開設記念に企画した，サクラメント市の職業リハビリテーションコンサルタントである当事者による「コンシューマー活動」をテーマにした来日講演である。講演内容である「回復への旅路」によれば，彼は，母親が入院中に精神病院で生まれ，16歳まで養父のもとで育ち，家出して20数種の職業を転職しながら，大学で福祉を学ぶ途中で精神病院の入院を経験。ソーシャルワーカーのマネジメントサービスを利用して服薬しながら大学を卒業し，ジョブコーチのアシスタントとして働き，コシューマー・セルフヘルプセンター設立に奔走する傍ら，大学院修士課程を42歳で修了した。障害者年金を受給しながら，コンサルタントとして政府の委託を受け，現職に至っている。

一人のコンシューマーの回復への旅路は，個々人にある潜在する可能性への信頼とそれを発揮し得る支援的環境の交互作用の重要性を証明するものである。個人的な資質や努力を最大限活かせるような支援環境づくりが，JHC 板橋と共に手を取り合う人々との共通の目標であることを改めて確認する機会となった（図7，表3）。

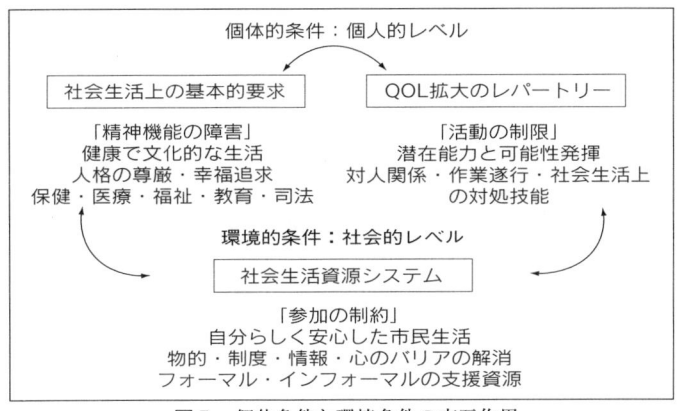

```
          個体的条件：個人的レベル
   社会生活上の基本的要求 ⇄ QOL拡大のレパートリー
   「精神機能の障害」        「活動の制限」
   健康で文化的な生活       潜在能力と可能性発揮
   人格の尊厳・幸福追求     対人関係・作業遂行・社会生活上
   保健・医療・福祉・教育・司法   の対処技能
          環境的条件：社会的レベル
              社会生活資源システム
              「参加の制約」
           自分らしく安心した市民生活
         物的・制度・情報・心のバリアの解消
           フォーマル・インフォーマルの支援資源
```

図7　個体条件と環境条件の交互作用

表3　地域における自立生活支援の基本的な考え方

・人は適切な機会さえあれば，自分の問題を自分で解決できるという肯定的に捉える視点に立脚して，支援技能および支援環境の開発を目的とする
・個体的条件と環境的条件の交互作用に着目すること

表4　＜エンパワメントの風＞コンシューマーの視点

WHO：精神保健福祉の消費者に期待される役割
Consumer Involvement in Mental Health and Rehabilitation; 1989
・自助あるいは相互援助の準備
・精神保健ケアにおける変革のための運動
・精神保健ケアのための資源増加に対する運動
・政策変更を求める運動
・啓発運動や消費者の希望にもとづく援助のための運動
・ケアの監視と評価
・専門科や一般市民に対する教育的活動

4）コンシューマーへの期待— WHO 報告—

　JHC 板橋の初めての国際交流は，精神保健福祉サービスのコンシューマー（消費者）として捉えること，さらに期待される役割があることについて，WHO 専門部会による検討結果が公表された直後のことであった。

　この WHO 報告を，1990年以降の JHC 板橋の活動原理として理解し，各事業に反映するための努力を続けてきている（表4）。

　翌年から定例となった米国での実地訓練や来日講演などの国際交流と研修は，クラブハウスと過渡的雇用，援助付雇用，自助グループ育成，社会生活技能訓練，ピアカウンセリング，ピア・アドボケイト，地域就労支援システムなどいずれも共通の経験を支援に生かすという，相互支援ネットワークに大きな力を与えるものであった。

　誰もが地域の一員として関われる場所でありたいという共通の願いは，JHC 板橋のいずれの事業においても自助の力を培った相互支援を基盤として，やさしいまちづくりに積極的に参加して共に行う共同活動を展開してきた。

5) 日本初のクラブハウス「サン・マリーナ」，1992年

　職員のマネジメントサービスによる相互支援システムのモデルとしてのクラブハウスは，JHC板橋の新たな可能性に挑戦する機会となった。

　JHC板橋の発展過程において，共通の経験に基づく相互支援機能としてのピアサポートへの確信が得られてきた。5番目の作業所をファウンテン「いずみ」と名付けてクラブハウスモデルの一部を導入し，国際交流では，クラブハウスについて2日間の講義を実施して，行政職員とともに新しい支援システムの理解に努めた。

　板橋区独自の支援施策によって，1992年日本に初めてのクラブハウスが板橋に誕生した。このクラブハウスモデルは，過渡的雇用という独自の就労支援システムを中核とした，職員のマネジメントサービスによるトータルな地域リハビリテーションである。アメリカでは50年を超える歴史があり，欧米をはじめとする世界の国々で世界連盟による共通の規約に基づく運営や支援が展開されてきている。

　クラブハウス「サン・マリーナ」では，企業と提携した過渡的雇用を実現させ，自助グループ育成講座で学習を積んだ利用者による友愛訪問や相談活動に積極的に取り組んできた。このセルフヘルプ・グループリーダー養成の教育プログラムの継続がピアカウンセリング学習への強い動機になって，海外研修や国際交流による米国ピアカウンセラーの直接指導の機会を創ってきた。

　セルフヘルプ活動やピアカウンセリング学習の蓄積は，ピアサポート・ネットワークセンターという，当事者による独立した支援サービスへの挑戦へと発展した（表5，6，7）。

表5　世界クラブハウス連盟規約に基づく世界共通の支援活動

- 民間の運営主体であり，行政の承認を受けたもの
- 運営は，メンバー参加のもとに行なわれる
- 自助活動を中心に，相互支援活動を推進する
- 交通の利便を優先させる
- クラブハウス内の仕事には，報酬は支払われない
- 過渡的雇用プログラムをもつ
- 夜間，週末プログラムをもつ
- 独自の理事組織をもつ
- 独自の住居サービスをもつ

表6　世界クラブハウス連盟

- 25カ国　400カ所　7万人のメンバー
- アジア：日本　韓国　パキスタン　中国（香港）
- 予算：メンバー1人に年間40万円
- スタッフ　1名：メンバー　12名
- スタッフ数　1ヵ所に9名

表7　過渡的雇用プログラム

フルタイムで働くことに自信のないメンバーに，実際の職場で生産的に働いて，自信を取り戻していく機会を提供する。
- パートタイムの仕事：週20時間程度3～9カ月の短期間
- 簡単な仕事で，働く体験が得られる。
- 他の従業員と同じ基準の報酬が，企業からメンバーに支払われる。
- ピンチヒッター制で，他のメンバーやスタッフに代行してもらえる。
- だれが働くかはクラブハウスが決めるので，履歴書や面接試験に合格する必要がない。

6) グループホーム「レヂデンス虹」，1994年

　JHC板橋で初めての入所型のサービスであるグループホームは，1990年にJHC板橋の将

来構想における板橋区との協議の上で決定されていた事業である。クラブハウスを優先させたのは，地域生活支援サービスの整備の程度が入所施設のQOLに影響すると考えられたからである。就労または就労が見込まれる者を対象とする事業であるために，就労支援サービスとピアサポートによる日常生活上の支援サービスの整備を図った。そのひとつとして就労支援事業部を開設し，SSTを導入した就労準備のための研修プログラムを実施して，クラブハウスの友愛訪問や夜間ケアとの支援ネットワークを準備した。

初めて体験する地域自立生活への不安と緊張には，保健婦の協力やクラブハウスの友愛訪問の親身な援助などをはじめ，JHC板橋の住民参加の支援ネットワークが支えとなっている。

7）当事者による支援センター「ハーモニー」，1996年

クラブハウスにおけるセルフヘルプ・グループリーダー養成の教育プログラムは，ピアカウンセリング教育プログラムを生み出し，相互に協力し合ってクラブハウスの友愛訪問や過渡的雇用のジョブコーチ体制を築いてきた。一方で，ピアサポート・ネットワークセンターという，当事者による独立した支援サービスへと発展しました。

ピアサポートの担い手となるピアカウンセラーは，海外研修や国際交流によるピアカウンセリング研修を受講した上で，仲間同士の相互学習を継続しながら，傾聴と情報提供による相談と具体的な生活上のサービスを提供している。職員はコーデイネイターとしてピアサポートの活動を支援する役割を果たしている。

8）社会就労センター「プロデュース道」，1997年

これまでに紹介してきた13年間の地域生活支援システムの基盤づくりを経て，社会福祉法人設立と授産施設の開設によって，JHC板橋の独自な支援サービスの統合化を図り，社会就労を促進することを目指した。各自の支援サービスがそれぞれに独自である一方で，限界を有する観点に立てば，連携と協働による統合サービスを提供することは，地域貢献に一層の成果が期待できるであろう。

一般就労が困難な状況であっても，働く場を提供し，働く力を培って，将来の就労を可能とするような福祉的就労の場として位置付けた。縫製，清掃やレストラン運営など選択可能ないくつかの作業プログラムを用意し，駅から2分の商店街に開設した（表8）。

表8 プロデュース道［社会就労センター］

◆統合支援システムSELP
　Self help 自助自立
　　Employment 雇用
　　　Living 生活
　　　　Participation 参加
・レストラン風見鶏の運営・清掃，ランドリーサービス・縫製作業・企業との提携・地域の共用施設［精神障害者通所授産施設］

9）地域生活支援センター「スペース・ピア」，1998年

JHC板橋で最も新しいサービスである地域生活支援センターは，精神保健福祉法の最新施設である。この支援施策の特徴は，セルフヘルプやピアカウンセリングを不可欠なサービスとして位置付けている点である。ピアカウンセラーの相談や援助活動を含めた，他のサービスのコーデイネイション機能が期待されている。もう一方の機能である地域交流やボランティア育成のプログラムは，ピアエンターテイメントとして住民であれば誰もが自由に交流して楽しめる社交ダンスや趣味文化講座などを，障害をもつ人，そうでない人との交流の場を提供している。

表9　スペースピア［地域生活支援センター］
コーディネーションによるソフトサービス
◆相談事業
・ピア電話相談（当事者や家族による）
・生活支援サービスに関する相談
◆生活支援事業
・入浴サービス・家事援助サービス
◆地域交流事業
・オープンスペース
・ピアエンターテインメント（地域交流イベント）
・住民企画の趣味文化講座・学習会
［精神障害者地域生活支援事業］

このプログラムの真価は，家族にとってはレスパイトサービスの機能をも意図していることである。家族が同世代の住民と交流することで，ピア（仲間）としての友好的な関係を創る機会となり，支え合いが自然に生まれている光景は，誰もが住民として支え合うあたたかいまちを実感できる，貴重な機会と場を提供していると云えるであろう（表9）。

4．地域自立生活支援における原則

全員参加の社会づくりを全員参加で臨むこと，住民の一人である精神障害者のニーズを，同じ住民の一人として自分のことのように感じ，受け止め，人間としての基本的社会生活上のニーズとして整理し，住民の自覚的な取り組み姿勢を築いていくこと。その活動

表10　JHC板橋の活動原則
・活動の多様性確保　　　　QOL・自立生活
・当事者の相互支援活動と支援　エンパワメント
　　　　　　　　　　　　　　アドボカシー
・地域住民との協働の重視　ノーマライゼーション
CBR：Community based Rehabilitation
地域に根ざしたリハビリテーション

が住民の見守りと反響の中で，展開されること。そしてひとりぽっちにならない，させないための支援サービスが，ひとりぽっちにならないための，わかりやすい親しみやすいく身近なサービスにしていくことへ，真価が問われることであろう。

JHC板橋の活動原則は，①ニーズ中心主義のサービスは，多様な豊富なサービスの提供を必須のこととした。QOLの自立生活，②当事者が参加して協働するオーダーメイド・サービスの提供によるエンパワーメントとアドボカシー，③地域住民との協働を重視したノーマライゼーションの実現をめざすこと，の3点である。

このことは，1994年のWHO，UNESCO，ILOの共同政策提言CBR地域に根ざしたリハ

ビリテーションの原則に叶うことである（表10）。

5．将来の展望—共用性と相互性のサービスへの支援施策への期待—

　JHC板橋における将来の展望は，精神障害を持つ人の利用するサービスが，誰もが利用したくなるような共用可能なサービスになり，支え合うあたたかいまちの貴重な財産になっていくことである。そのためにも，当事者の相互支援の評価が，国レベルの施策へ反映されることが重要である。板橋区では，すでに単独事業として，夜間ケア，クラブハウスが開設されている。この他に，東京都地域福祉財団からの助成による当事者の傾聴と情報提供による仲間や自分の権利擁護活動を含むピアサポート・ネットワークセンターと仕事さがしクラブ活動などの就労支援事業があげられる。

　誰もが地域の一員として，人と折り合い，仕事をし，頼りにされる技能（アンソニー）の獲得に挑戦してきた人びとが，地域貢献を果たそうと，持てる可能性を発揮する機会として，新たな，また異なった相互支援サービスに対して行政の支援施策が待たれているのである（表11，12）。

表11　JHC板橋の展望（1）

当事者が参加して協働する新たな支援システム
・夜間ケア
・クラブハウス
・ピアサポート・ネットワーク・センター
・就労支援センター
・ピアアドボケイド

当事者の相互支援サービスが，他の支援サービスと連携し，協力し合う地域生活支援システムとして統合されること，そのための支援施策が講じられること。

表12　JHC板橋の展望（2）

相互性・共用性
・当事者の相互支援システム確立と制度化
・当事者や住民参加の協働支援システムの推進
・サービスの共用化促進
　　誰もが使える，誰もが使いたくなる
　　　　精神保健福祉サービス

（図表作成　田村芳香）

（注）JHCの活動は，2001年4月からあっせん型雇用支援センターが開設されている。

麦の郷

和歌山市麦の郷の歴史と実践

福祉法人一麦会　ももたにクリニック　百溪　陽三，加藤　直人

1．麦の郷の成立～いこいの家，自立工場

　1960年代後半，名古屋に端を発した障害者共同作業所づくりは，小規模で障害の種別程度を問わない民間の社会資源という特徴を備え，日本の成人期障害者福祉施策の間隙をついて，その後全国に野火のように広がり始めた。共同作業所の全国組織が結成された1977年には，和歌山県で初めて麦の郷の原点となった小規模作業所が誕生している。作業所には知的，身体の重度障害のメンバーとともに精神障害者も参加した。当時，自治体の作業所補助金制度すらない状況からの出発で苦しい財政運営を迫られたが，8年間の運動によって1985年，社会福祉法人立の知的障害者通所授産施設として認められた。しかし，精神障害者は措置入所の対象とならず，精神障害者家族を中心に新たな精神障害者共同作業所作りが展開した。当時の和歌山県下の精神障害者をめぐる施策は，福祉・保健の観点を持てなかった。在院平均日数は800日を越え，全国で最も長期間を示し，保健所の精神保健相談員も置かれず，家族会組織も病院内に点在する程度であり，社会資源の共同作業所も橋本市と打田町に一カ所ずつ開かれているのが実態であった。本格的な精神障害者社会参加運動は，地域家族会の結成と県下共同作業所運動の高揚に待たれた。

　翌1986年，家族らは関係者の支援を受け，和歌山市内では初めて精神障害者共同作業所「いこいの家」を誕生させた。一市民の厚意の借地を受け，先の知的障害者通所授産施設「くろしお作業所」のバックアップによるスタートだった。「いこいの家」を支えた和歌山市精神障害者地域家族会「つばさの会」は，疾病や障害への偏見をなくす学習や交流を進め，実名を出して市民，地域に理解と支援を訴えた。顔を上げた活動は，全国の家族会の間でも特筆された。和歌山県立医科大学神経精神医学教室を中心とした医療スタッフの側面支援とマスコミの良心的な報道も，作業所作りと精神障害者社会復帰活動を活性化させることになった。従来の入院中心医療は，医者を頂点として「患者」を底辺に置き，長期入院の弊害をもたらしたのに対して，家族会や作業所作りなどこれら一連の動きは，当事者と家族と福祉関係者，医師はじめ医療関係者が同じテーブルにつき，地域に生活する障害者の「生活の困難さ」をサポートする地域支援運動をすすめるスタイルであった。すなわち関連職種が

協同し，治療も社会参加も同時に進めるという，スタイルも発想も進んだ地域医療，地域ケアであったと考えられる。この小さな作業所こそがメンバーの「仕事したい」「退院して地域で生活したい」思いを受け止め，これからのリハビリテーションとノーマライゼーションを実現していく地域の砦となるだろうと，家族も医師も支援した者たちは確信した。その年，和歌山県は精神障害者共同作業所補助金制度を設け，「いこいの家」に年35万円，市は18万円助成した。

　「いこいの家」の小さなプレハブ建てはまもなく定員を超え，またコーヒーハウス的な内容に満足しないメンバーのために新たな工場が必要となった。私たちは精神障害のメンバーが経済的自立を目指す働き場，障害を隠さないでよい職場がほしいと願った。当時和歌山県立医大精神科講師であった百溪陽三氏は，1987年6月の「いこいの家」の後援会総会の場で「障害者自立工場の設立構想」を語った。精神医療の専門家の地域へのアウトリーチ宣言でもあった。幸いにも家族会の方の約一千坪の土地を無償で借り受けるチャンスに恵まれ，そこで翌1988年，病院シーツなどのリネンクリーニングをする「障害者自立工場」を始めた。家族はもちろん福祉，医療関係者らが工場の開設資金2000万円を募集するため奮闘した。精神障害者社会復帰施設を謳った精神保健法施行（1988年）前後の情勢の中で，公的補助金が望めなかった。工場を運営する母体は家族，共同作業所関係者の当事者組織なのだが，和歌山県立医大精神科医局の医師たちが一緒になって「いこいの家」と同様，この工場設置運動を担った事実が，短期間で資金作りに成功し，同時にともすれば偏見に負けそうなこの運動に対する市民への理解を広げる上で大きく貢献したことに疑う余地はない。クリーニングを始めるにあたっては，和歌山県福祉事業団の入所授産施設が集団作業として取り入れていたこと，全国の授産施設の中でも比較的高収入を得ている科目で安定した供給の仕事内容であったことなどが大きい。自立工場の特徴は，比較的一般就労に近い形を目指していたことにある。タイムカードで仕事のけじめをつけたり，未連絡で休まないルール，ある程度持続して仕事に取り組めることも必要だった。一方で，給料を決めるところにメンバーも参加したり，通院を優先的に配慮，また短時間就労もOKとした。そして和歌山県の定める最低賃金に如何に接近させるかが大きな課題となった。「自立工場」の隣に移転した「いこいの家」からもメンバーの多くが「自立工場」へ挑戦した。ところが，開所後最初の一カ月で25名ほどのメンバーのうち半数が仕事を続けることができなくなっていた。過分な負担がメンバーたちにかかった結果だった。隣にある「いこいの家」にも来れず，休むメンバーが増えた。就労継続できなかったこの現実は，私たちに次の運動の方向を示した。プログラムに仕事以外のゆとりを持たせられる授産施設的な場所や，クリーニングの苦手なメンバーに別の職種を準備することが求められた。自立工場への定着はいったん減少したものの，メンバーにとって働く場と仲間を得た喜びは大きかった。メンバーの抜けた穴埋めには彼ら彼女らの主治医が時間をやりくりし，クリーニング業に加わってきた。頼みもしないのに工場

に入ってきてメンバーと一緒に作業する光景は日常となった。「ナースキャップの糊つけは私が一番上手い」と張り合って自慢する医師たちの存在は，メンバー，スタッフ，家族を常に支えた。一事業所形態の自立工場の維持に役立ったのは，和歌山県ではこれまであまり活用されなかった通院患者リハビリテーション事業や，ようやく精神障害者も適用されるようになった雇用促進事業による各種助成金だった。（90年代前半までは比較的雇用促進事業各種助成金も利用しやすかったのだが，現在では精神障害者雇用に際しての重度障害者職場適応助成金や作業施設設置等助成金などの制度は画餅化し，活用が困難になっている）。働く環境や条件さえ整えば，メンバーは生き生きと働けることを確信させた自立工場の経験が，後の精神障害者福祉工場作りへつながっていった。

2．働く場の保障〜自前の仕事場作り

　麦の郷の仕事場には，リネン・白衣・ドライクリーニング，印刷全般，ウエス製造，ベーカリー，グループ就労として食品加工，霊園清掃があり，これらを「障害者自立工場」「精神障害者福祉工場」「精神障害者通所授産施設」「知的障害者通所授産施設」が行っている形をとる。約50名の精神障害のメンバーが知的障害，聴覚障害を持つメンバーたちと混在して働いている。職種を多く用意する必要が出てきたのは，先述のとおり，彼らに選べる複数の仕事場を提供したいとの考えからである。福祉工場（クリーニング，印刷，食品加工）では最低賃金（月給12〜13万円，時間給670円）と労働保険，社会保険を保障，自立工場（クリーニング），授産施設（ベーカリー，ウエス，清掃など）でも月2,3万〜5,6万円が支給されている（もちろん内容や時間によって給料も変動する）。当初目標とした障害年金とあわせて経済自立することに手が届きつつある。この間，メンバーから法人のスタッフも誕生した。例えば援護寮のスタッフとなったMさん（女性46歳）は生活経験を生かした入寮者への接し方ができ，食事作り，生活のガイド，付き添い，当直を担当する。彼女はこう語った。

　　「私が麦の郷で働くようになって2年が過ぎようとしています。その中で少しずつ自分自身が変化してゆくのを感じます。私は精神病院に3度入退院を繰り返しています。結婚，出産，離婚と相次ぎ，喜び，悲しみ，苦しみを味わいました。田舎へ帰り両親と暮らした数年，一番辛かったのはかわいい子どもたちとの別れ。何度もノイローゼになり発狂してしまった。麦の郷に来てから，家に引きこもっていたら味わうことのない人との出会い，仲間とのかかわりがありました。ここには私の役割があります。働くということは生活や家族のためもありますが，社会の一員として貢献することでもあると思います。私は（97年）4月から援護寮を出てアパート暮らしですが，地域で住民として生活できる喜びをかみしめています。実は一人暮らしの不安もずいぶんありましたが，

近所に同じように住んでいる仲間もいるし，乗り切れそうに思えてきました。私たちは一人ぼっちではない，生きている限り自分のできることを精一杯やって，時には助けたり助けられたりしながら仕事を持ち続けたいと願う毎日です」[8]

またＩさん（男性42歳）は，クリーニング工場でメンバーとして働く経験を積んだ後，食品加工のグループ就労担当のスタッフとなって活躍している。経済基盤を作り，経済的な自立に自信を得て生活を豊かに送る中で，メンバー同士のカップルも5組誕生した。夫婦二人で麦の郷で働くメンバーや，どちらか一人が家事を主に担当して一方が麦の郷で働いているカップルもある。働く環境を提供する中でメンバーの生活の充足度は確実に向上し，結果として症状の再発や再入院を阻止している。メンバーは次のように綴っている。

「僕は麦の郷の印刷部で働いているＴ.Ｙ.といいます。早いものでここに来て3年が経ちました。印刷部は僕が今まで働いてきた中で一番長続きしている職場です。（中略）大学の一人暮らしの頃から外に出るのが怖くなって学校へもいけず，生活のリズムもおかしくなり，昼夜逆転の状態が続きました。（中略）就職もしましたが長くは続かず，何度か職を変えました。精神科を訪れ初めて自分が病気であることを知ったのです。それ以降2年間家に閉じこもりの状態が続き，保健所の山本先生に相談をしました。その時に百渓先生と麦の郷を紹介されました。今では結婚もしてピネル（福祉工場）の一員となることができました。これからも海を泳ぐマンボウのようにのんびりと生きていこう」[8]

福祉工場から食品会社内のコロッケ製造へ出かけていくメンバーは，毎日が充実していると記した。

「毎朝麦の郷からワゴン車で通っています。その日に作るコロッケのジャガイモを芋こぎで洗ってから大きな鍋で湯がいて，それを冷蔵庫に入れて冷やしてからポテトエキスを機械で混ぜて毎日200キロのコロッケを作っています。（中略）一日5,000個，多いときには10,000個のコロッケを作っています。毎日しんどい仕事ですが，毎日が楽しいです」[8]

15年近い入院歴を持つＴ.Ｙ.さん（43歳男性）は，

「入院中は外泊ができず辛かったです。主治医はじめ応援してくれる方のおかげで退院でき，麦の郷の自立工場で仕事をするようになりました。困った時の相談相手が必要です。病院を退院して一人で生活して仕事していても，一人ではできないことがあります。相談相手はソーシャルワーカーさん，クリニックの先生，工場の職員さん，近所の人，仲間同士などです。そして生活していける楽しさ，うれしさを実感する毎日です。休日に夫婦で買い物をするのが楽しみです。妻も同じ職場で働いています。洗濯物をたたんだり，食事の後片付けは僕の分担です。（中略）今もいろいろ大変なことはありますが，入院していたときと比べると今の生活がいいです。仕事と仲間があればたいてい

のことは乗り越えていけます。みんなそれぞれ自分が満足だと思う生活を送っています」[8]
と述べ，かつて自分が入院している病院へ出かけ，早く退院して自立しようと呼びかけている。

しかし，一方で多くのメンバーが麦の郷の仕事場を中断していることも事実である。その数は，現在在籍しているメンバーのほぼ倍の100名前後に及ぶ。本人のニーズが「給料の安い訓練所のような麦の郷」ではない一般の職場に向いている場合も多い。いやむしろそう思うほうが当たり前なのかもしれない。そのメンバーの麦の郷の仕事振りから見てスタッフは一般の職場では困難に思えると，これまでの対応は「もう少し麦で試してから」とか「持続力をつけてから」など時にメンバーを説得したりしてきた。本人の「障害の受容」が必須であるとか善し悪しの問題ではなく，真に問題なのはそのメンバーの願いに沿った支援，この場合なら企業で働くことへの支援へつながらず，麦の郷を中断して以降本人任せとなってしまっていることだ。結局は一般就労の道が閉ざされ，あるいは再発に至るケースもある。スタッフが一方的に判断するのではなく，基本は本人の生活目標に寄り添った支援だと伊勢田堯氏は次のように述べている。「本人の自主的な取り組みに任せて，道程を踏ませるやり方では余計悪化させることがあったり，失敗しても反省材料にならず，妄想的に合理化したりすることがある。体験による学習効果を強化するためにも，治療者も希望実現のために真剣に知恵を出し，援助する過程が必要」と強調し，「治療者の援助と自分たちの人生は自分たちで決めるという自己決定の原則とを対立的に捉えるのではなく，統合を図ることが肝要」[5]
と生活支援技法の中で指摘した。

麦の郷だけでメンバーの課題を抱え込まずに，支援の方向，部署（誰）をどうするのかが課題である。麦の郷を中断する二つ目に，「障害の自覚，受容」ができても仕事に取り組む力が衰えてくる中で在宅となる場合がある。緊張が高く疲れやすい，気分の不安定から徐々に長期に休みだすことになる。これら定着できない多くのメンバーに向けてどのような労働支援が必要なのかという視点を三点あげたい。第一には，一般就労への支援強化の方向である。すでに全国的にも職業センターや先進の施設で経験も生まれている。同じ県内のやおき福祉会では社会福祉法人立の雇用支援センターを持ち，社会復帰施設から一般就労への定着とフォローアップを行っている。第二には，更なる多様な仕事場の確保という仕事内容やグループ就労など含めた視点。障害の多様さに対応した多様な就労形態も模索されてよい。第三には，休息や生きがい作りをメインに据えた社会資源が欠かせない。関連機関のクリニックデイケアや地域の「いこいの家」などの共同作業所には，麦の郷を中断したメンバーが通所している。作業所生活は緩やかなプログラムの中でごろんと横になって休める時間と場所がある。デイケアのあるメンバーは，仕事に向けて頑張ろうとすると再発を繰り返す過去をもちつつも，諦めずに一般就労を希望している。ここでも同様の支援が求められ，希望実現に向け麦の郷をその過程の中で利用する方法も有効に働いている。同じくデイケアのあるメ

ンバーは，2，3年前はカラオケやマージャンも楽しめたが今はしんどくなると訴え，徐々に活動性が落ちてきている。デイケアに日々通所することで自宅に閉じこもらずに過ごすことを本人自身が目標としているのだが，かつて通所していた麦の郷の印刷部門の仕事にいつか戻れるならやってみたいのだと語る。彼にとって，麦の郷は希望を託せるところでもある。また，ここから再び麦の郷へ挑戦するメンバーも生まれたり，施設間の連携によって本人のペースで気軽に利用することが可能となっている。しかしそうした中で残念なことだが，地域生活の中の小さなストレスや壁によって脆くも自ら命を絶ってしまうことに再三直面した。家族も前兆を見つけられないほど平然を装って，麦の郷で安定して働けていると見えていても，自殺を大胆に実行するということを教えられた。

3．生活支援の取り組み～麦の郷の援護寮，グループホームの活動

　麦の郷は，当初から働く場とともに生活の場の保障を同時に考えてきた。1988年の精神保健法の施行を受け，90年，「いこいの家」「自立工場」に隣接して精神障害者援護寮と通所授産施設を合築開所し，総称して麦の郷と命名した。援護寮には和歌山医大，野上町厚生病院，県立五陵病院など公立病院を始め，民間病院からも長期入院者が退院してきた。麦の郷で「住まい」と「働く場」を得たあるメンバーはこう語った。
　　「入院しているときに麦の郷を知って絶対そこへ行くんだと思った。退院の目処が立った」
　　「閉鎖病棟はいろんな制約があって思い出すと悲しくなる。自立工場で最初にもらった給料で買ったのが缶コーヒーとタバコ。病棟では少ししか買えなかったから」
　　「自立工場には将来の希望がある。病院を退院して働くところも友達もなく一人ぼっちでぶらぶらしているのは絶対よくない。ここのように少しずつゆっくりと働けるようなところがあると助かる」
　長期入院からの脱出後，生活障害が顕著にみられた。「お風呂に入ってよいか，外に出てきてもよいか，寝ていいか，食事時にお代わりしてよいか」など，いちいちスタッフに確認してから自分の行動をする確認癖，いわゆる施設症だ[3]。援護寮での基本を単身生活の「技」を身につけることとし，服薬の自己管理，金銭管理，買い物，余暇の使い方などの自己管理が問われた。
　援護寮開設の2年後，麦の郷近くの民家を借りグループホームとした。そこへ援護寮から4名のメンバーが移った。近隣との付き合いも求められ，より単身生活に近い形となった。次第にひとつ屋根の下で一緒に暮らすことに互いに気を使い始めたとき，4名とも各々単身生活へ移行した。グループホームはその後，麦の郷からJRで3駅離れた市内のアパートの5部屋分に充てて，援護寮利用後に希望があればそこへ入居できるようにした。援護寮自体

が個室の形なので，単身アパート生活に似ているともいえる。麦の郷生活支援センター（97年発足）の協力を得て，2000年からそのアパートの一室で夕食サービスも開始した。いわば「食事付きのグループホーム」となった。

　援護寮でのショートステイも，メンバーの危機を脱する役割を果たしている。クリニックデイケアに毎日通所するメンバーの一人は，母も精神障害を持っており，母が不安定になると自分も巻き込まれ症状悪化することが頻発するので，自ら1〜2週間の援護寮利用を申し出たり，まわりから勧められたりして乗り切ってきた。結果として再入院を防いでいる。また同じデイケアに通う視力障害の父と二人暮しのあるメンバーは，普段父と家事分担して暮らしており，疲れて家事が億劫になってくると気軽に寮へショートで入り，リフレッシュして自宅へ戻っていく。住まい，働く場などの提供で文字通り「長期入院から地域生活へのステップ台であり再入院の防波堤」となった。しかし一方で，援護寮から地域生活自立へ結びつかない例もある。第一は，生活の幅を広げすぎて破綻する形だ。ある男性メンバー（40歳）は12年の入院生活の後，退院のステップ台として援護寮へ入寮，さらに念願の単身生活をはじめた。それまでの麦の郷のクリーニング部門での仕事を辞め，以前経験のある左官業を見つけて就職することになるが，彼の思いは「もう障害は治った，いつまでも麦の郷にいたら障害者扱いされてだめになる」「結婚生活するなら一般就職しなければならない」のだった。新しい仕事先でストレスも大きく（車の事故，上司の注意），麦の郷のメンバーやスタッフへの攻撃的な言動や大きな買い物（ギター，カメラ，車）が目立った頃，症状を再燃させて入院生活に戻ることになった。その後の回復では生活障害がより顕著に見られている[7]。再発させないように，できる限りストレスの回避を本人もまわりも心がけなければならない。ここでも伊勢田氏の「前向きの障害受容」論[6]が私たちに有効なことを示唆している。それは，他の障害と比べ理解されにくい精神障害者に敬意を払い（一目置く），本人の希望と生きがい，張り合い，能力や長所を生かし，達成感を味わえるように本人，家族，援助者がともに努力する関係に転換することを指摘し，障害を受け入れることとは希望を捨てることではなく，別の種類の希望を求めることと捉えることであるとの最近のリハビリテーションの知見も引き述べられている。

　第二に，寮内の生活適応はできるが単身生活を望まないため，長期に寮に滞在する形もある。Tさん（男性メンバー，36歳）は，以前単身生活の中で症状の再燃を招き入院によって落ち着きを取り戻していた。退院後の単身生活には不安が強く，自ら支援を求めることが苦手なことも自分で分かっており，彼の望みを代弁するならば，共同生活でありながら自分の空間の保障されたところが最適といえるのかもしれない。買い物，食事，対人交流などは極力縮める一方，律儀なほど散髪には通う生活スタイルが身についており，ついつい生活のジリ貧状況に追い込まれるのを共同生活の中で最低限の付き合いや人との接触によって修正している感がある。援護寮からさらに地域生活へとの目標から，Tさんは同法人経営の身体

障害者福祉ホーム（定員6名，1999年開設）で地域生活を自立して送っている。麦の郷の援護寮やグループホームを活用して地域生活自立へ移行するメンバーには地域での生活スタイルを自ら選び決定できる力も問われる。したがって，地域生活に移れる人は精神障害を持つ方の一部にとどまらざるを得ないのが現状である。地域の中で麦の郷単独ではメンバーのニーズに応えるのには限界があるなかで，施設の枠，力量を越えて支えていくためにはどうしたらよいのかという問題意識で，後述する具体的な地域生活支援事業，人と機関のネットワーク（連携）が生まれてきた。

4. 施設を越えた地域生活支援

麦の郷の一施設での生活，労働支援の限界が明らかとなるなかで，施設を越えた生活支援体制の構築を目指して精神障害者地域生活支援事業（生活支援センター）が設置された。現在，麦の郷では岩出町と和歌山市の2カ所で相談，ナイトケア，作業所や当事者活動支援，単身生活などへのホームヘルプを行っている。1996年に岩出町でまず開始した麦の郷生活支援センター内に，登校拒否生徒を支援する居場所「ハートフルハウス」を設置した。センターのスタッフが子どもたちの指導員を引き受けた。そもそもこの取り組みは，センターが組織する那賀郡内精神保健福祉業務連絡会（保健婦，PSW，教員，医師，ボランティア，作業所スタッフ，当事者らで構成）における保健婦からの不登校生徒の問題提起に端を発している。精神科医療の立場から予防医学に通ずる実践となる見方も指摘された。子どもたちの変化が顕著に見られ，教育委員会や学校側も「ハートフルハウス」への参加を出席日数に換算し通学定期も適用できる柔軟な対応をしていただいた。センターではさらに同じ町内にある精神障害者共同作業所の設立運営にかかわり，メンバーの相談等にも応じている。岩出保健所や那賀郡内の各町役場の保健婦，地域の高齢者も気軽にセンターに出入りし，地域に根ざした活動を行っている。

麦の郷の二つ目の和歌山市生活支援センター（以下センター）は1998年から始まり，主に4つの活動を行っている。登録しているメンバーは100名近くに上り，麦の郷に加えて保健所デイケア，知的障害を持つ青年学級，ももたにクリニックデイケア，地域の小規模作業所などに広がっている。活動の第一に夕食や交流などイブニングサービスを提供することで，とりわけ単身生活者を支援している。月曜日から土曜日にかけて平均10人が利用している。第二にセンターに事務局を置く当事者活動への援助，第三には日常生活相談を月曜～土曜の午前9時（土曜は午後から）～午後8時の間に随時受け付けている。センターへの相談は予約を取る本格的なものから，立ち話から始まるものもあるが，むしろ偶然の場合が多く敷居が低くなっている。相談を受けるセンターのスタッフ側の体制もその場の対応で不十分を否めないし，逆にスタッフ側が教えてもらったりもしている。メンバー同士の相談は

日時を決めピア・カウンセリングとして行っている。内容は，仕事の問題，所得保障，人付き合い，福祉制度の紹介，精神保健情勢，生活の悩み，体調に関してと，些細な相談事も含め件数は電話で2,000件余，来訪で4,000件余（立ち寄り程度も含む）（1998年度実績）に達する。同時にそこは居場所ともなっている。当然，センターで解決できない問題は関係のネットワークへ持ち込んで対応している。第四には地域共同作業所支援活動であるが，現在では3つの小規模作業所に対してその運営や後援会活動，さらには非常勤職員の形で入り込んでいる。第五には2000年からグループホームへの支援のひとつとして夕食サービスをホームの一室で開始した。単身生活のメンバーにとって頼もしい支援であり，ホームヘルプへの発展を予想した取り組みとなっている。センターと同居する「いこいの家」が定員オーバーとなり，1999年市内南部に新たに「つむぎ共同作業所」を開設させた。センターはその原動力となった。「つむぎ」では100円ショップの店として5名のメンバーが働いている。こうした役割を持ちつつ，日々の運営は例えば，電話当番，来客接待，洗濯，掃除，買い物や調理，販売の管理，通信の作成発送と，きりのない仕事があるが，これらを利用する人で支えている形ができてきたところである。ネットワークとして現在和歌山市保健所に事務局を置く「精神保健福祉業務担当者会議」，さらに具体的な事例を実践的に取り組む「精神障害者地域生活自立支援委員会」（事務局はセンター内）が機能しているが，これらを活性化させることもセンターの役割である。岩出町同様，和歌山市域に保健所，共同作業所，精神科医療機関，精神保健福祉センター，民生委員，職業センターなど，精神障害に関係する人たちで構成され，学習，ケース検討などを通じ相互の情報交換や個人的な親交を深めることがネットワークを有機的に機能させている。これをモデルに今では伊都郡にも海南市にも業務連が生まれた。ただ，これらのネットワークは個人の任意で構成され自発性に基づく良さがあるが，業務の中に位置づけられていない弱点もある。

　昨年から開設された麦の郷運営の訪問看護ステーションでは，障害を越えて施設内外へ訪問看護の必要な場面に入り込む中でより適切なケースマネジメントを看護職，PSW，現場スタッフなどで臨機応変に試みることが可能となった。訪問看護は，地域生活を維持するために，メンバーの症状悪化への事前対応だけでなく，安心と健康増進を提供する重要な支援活動となっている。精神障害者ホームヘルプサービスも，国の制度の本格化を前に麦の郷内で試行的に動き出した。以上，施設を越えた地域生活支援は未だ緒についたばかりだが，今後本流となることは間違いない。

5．当事者活動

　和歌山市生活支援センター（以下センター）の中に和歌山市の当事者グループ「サークルつくんこ」が事務所を置いている。毎週土曜日にメンバーがセンターに集まり，毎月機関紙

の発行，サポートミーティング，レクリエーションに取り組んでいる。精神障害者手帳や精神保健福祉法について行政関係者を講師に招き学習会を持ったり，「自立」をテーマに精神科医を囲んで話し込んだり，仲間づくりをテーマにした交流会を開くなど，企画運営を自主的にしている。障害者手帳の更新時期には会でまとめて保健所に申請する代行サービスを行い，同時に和歌山市独自の福祉サービス（ジョイフル愛のサービス）の手続き代行も行うなど，メンバーの好評を得ている。随時ピア・カウンセリングと称する悩みごと相談なども受け付けたり，センターの表通りに面した間口で雑貨を販売する当事者運営の店（名称「えがお」）もメンバーの仕事として経営している。またメンバー自身が講師となり，保健所主催の家族教室やボランティア講座に出かけることもある。先だっては，医療生活協同組合が開いた3級ホームヘルパー養成講座でもメンバーが講演した。2000年6月，共同作業所第23回全国大会が和歌山で行われた際には実行委員を会から送った。また他の障害者団体の会合にも参加して精神障害者問題の提起を行っている。1999年6月和歌山県精神障害者団体連合会の結成にこぎつけ初代会長に井内正和氏[4]が就き，県下6団体150名で構成，県精神保健福祉センター内に事務局を置いている。全国精神障害者団体連合会全国大会にも代表者が参加し，情勢収集も活発に行っている。当面，県下の自助グループの育成と組織，和歌山県の障害者プランの充実，精神医療の改善への提言，当事者運営の社会資源開発，障害者運動の連携など，山積する課題にせまる当事者ならではの活動をうたっている。

6．麦の郷の全体像

　精神障害分野の他に，麦の郷の3つ目の地域支援事業（地域療育等支援施設事業），すなわち知的障害をはじめ重症心身障害を対象とした支援事業も1998年から開始している。障害者プランによる知的障害分野の生活支援事業として和歌山市の他の身体障害者療護施設とともに市内と周辺エリアを二分して在宅生活を送る重症心身障害児者に対する訪問，相談，生活支援，デイサービスなどの活動を行っている。この事業には，麦の郷内の障害児通園施設，付設通園事業や知的障害者通所授産施設，付設分場，身体障害者福祉ホームなどに寄せられるニーズに応える施設支援の意味合いもある。毎年県内障害児学校を卒業する120〜130名前後の生徒の中で，施設や作業所希望者は例年ほぼ50％の60名前後に及び，認可施設への定員割れの入所を待つ事態が生まれている。今年も自主的な父母らによって無認可小規模作業所がつくられている。この事業でもこれら作業所作りを支援したり，障害児学童保育のニーズ調査を行った。家庭訪問の中では，まさに社会と隔絶された在宅生活が障害を重度化させていたメンバーに対して関係機関が連携して支援を続け，一年半かけて人間らしい生活を送ることができるまでに至った例も生まれた[1]。また地元地域の高齢者対策への強い要望に押される形で始められた高齢者生活支援センターは，デイサービスを麦の郷の近隣の

場所を借りて開始した。ここを拠点に居宅介護事業を開始している。高齢者が自身を支えていく組織となる高齢者生活協同組合も福祉事業を活動の柱として生まれ，麦の郷と協同関係を築いている。昨年から始められた訪問看護ステーションも，高齢者や精神障害者への訪問を開始した。

「今や麦の郷は精神障害者，身体，知的障害児者は当然として高齢者支援を含めた全地域住民を対象とした統合的な地域生活支援事業を展開している」[3]と述べられている。

7．地域との共存

精神障害についての住民の理解を得ることは，施設の存立が問われる重要課題である。実際に麦の郷が地域にグループホームを開所する時に地元から疑問の声が上がった。グループホームに住む予定のメンバーが住民に直接「私が住むんです」と訴え，地元の中の理解者を通じて認められてきた。麦の郷の場合，土地提供者が地元の農業関係者でありかつ障害者の親であったことを有利な条件としてきた。設立時から地域理解を得るために地元代表にはメンバーたちの働く姿，生活する姿をみてもらう，接してもらうことを第一に行ってきた。第二には，援護寮スタッフが地元の自治会長になったことであり，寮のメンバーも地域住民の一人と位置づけ地域の清掃や草の刈り取りなど住民が当然すべきことには積極的に参加して，そうして交流が進んだことも大きい。第三には，高齢者福祉などの地域ニーズに応えてきたことがあげられる。その中で地元地区と麦の郷の花見交流会も毎年開催され，多くの住民と共に楽しい時間を過ごしている。「人にやさしい福祉の街づくりは西和佐地区から」をスローガンに，地区に麦の郷があることが自慢となる関係を住民と作っている。さらに，地元の小学校では児童が障害者問題に身近に接する機会として麦の郷の見学やメンバー，スタッフが手話の講師に学校に招かれたりする。回覧版で麦の郷の夏祭りのお知らせや地区懇談会で福祉をテーマに麦の郷を取り上げるなど，住民5,000人余に麦の郷の事業が広く知られることとなった。

8．まとめ

1）麦の郷での生活，労働支援で一定の効果が得られたこと。長期入院による生活障害を改善し，地域生活の自立を果たした。また労働の場を提供し，経済的自立を果たした。そのことによって症状の再燃を防止している。
2）施設を越えた地域生活支援を行い，生活技術の改善を図り，地域生活の自立を支えている。緒についたばかりの地域生活支援においては，きめ細かな展開が必要である。
3）精神保健福祉業務連絡会を形成し，関係機関の活性化を図っている。今後この業務連

が任意の形ではなく業務として公式に位置づけられることを期待する。
4）当事者活動は，これからの精神保健福祉施策を左右するものであり，その発展が期待される。
5）福祉工場から一般就労へつなぐ就労支援，さらに制度の組み合わせによる生活支援の手厚いグループホームないし新たな永住型共同住居といった新たな社会資源を確保することが麦の郷の課題となっている。

おわりに

東雄司氏（麦の郷障害者地域リハビリテーション研究所長）は小規模作業所の役割を重視して次のように述べている。

「重度の精神障害者の行く場，働く場としては現在では1,500カ所以上も誕生し，家族会，民間福祉関係者の汗と努力で運営されている。そこに通所しているメンバーが仲間と共にたとえわずかな金銭収入でも病院では味わえない充足感や自己評価を高めるような体験を得ている」「作業所の活動がわが国の精神障害者の福祉資源の端緒であると言っても過言でなく，また，独自の職業リハビリテーションモデルとして定着していると言ってよかろう」[2]。

これに関連して和歌山県下で活動する精神障害者小規模作業所のアンケート調査から，特徴と今後の課題について触れてみたい（表1参照）。県下19カ所の精神障害者共同作業所へは現在250名を超すメンバーが通所している。20名定員の通所授産の認可施設に換算すれば12カ所分に相当する。しかし，無認可運営であることから自治体からの公的補助金も12カ所分のおよそ3分の1ですむといった安上がり福祉事業だとはいえまいか。作業所の運営形態は，当事者含む集団的運営が多くを占めている。ほとんどの作業所が和歌山県共同作業所連絡会に加盟し，全国の作業所経験に学び連帯して運動を進めようとしている。年間運営費の約80％以上を公的補助金が占めており，補助金が運営規模を規定していることがわかる。中でも土地建物の自治体からの貸与を受ける作業所が4カ所ある。メンバーの年齢は30歳代が多く20代，40代，50代以上とほぼ均等に分布，平均罹患期間は5年～30年まで，分裂病が約80％となっている。単身生活あるいはグループホームを利用しているのは23％に対し，家族と同居は72％，今後生活施設の課題が増加することはすでに要望があがっている。労働時間は一日3時間程度であり平均給料も5,000円前後。作業所のコンセプトは憩いの場，症状安定を9カ所があげている。「働く」を第一位に上げているところも5カ所ある。小規模の地域性が通所方法に見られ約60％のメンバーが徒歩，自転車，単車で通所。交通費の自治体からの補助制度も生まれている。作業内容や作業時間含めてみれば障害の重いメンバーも多く含まれかつ作業所退所者の少なさからも作業所生活が地域生活の安定

を保障しているといえるのではないか。小規模のメリットを生かし，さらに地域に増設が望まれる中で，認可施設の果たすべき福祉の役割を担うこれら小規模作業所に公的な支援が求められている。

表1　和歌山県下の小規模精神障害者共同作業所の実態調査から
（19カ所中15カ所の回答からの1カ所あたりの平均数値）

2000年9月15日　和歌山県共同作業所連絡会精神障害検討委員会

1．平均のメンバー数　　　14.0名
2．精神障害者の占める割合　89パーセント
3．精神分裂病の占める割合　82パーセント
4．スタッフ数　　　　　　2.8名（内常勤は1.5名）
5．作業所敷地面積　　　　228平方メートル（約69坪）
6．作業所延べ床面積　　　142平方メートル（約43坪）
　　（土地建物の公的支援を受けている作業所　4カ所）
7．年間運営費規模　　　　7,870,000円
　　年間公的補助金　　　　6,650,000円（国，自治体分含む）
　　（その内公的補助金の率　84.5パーセント）
8．運営形態　運営委員会　16カ所　　家族会　3カ所
　　　　　　支援機関　家族会　10カ所　　保健所　4カ所
　　　　　　　　　　　作業所／授産施設　4カ所
　　　　　　　　　　　医療機関　2カ所　　他　1カ所

9．メンバーの平均年齢　　10歳代　　　0.5パーセント
　　　　　　　　　　　　20歳代　　　18パーセント
　　　　　　　　　　　　30歳代　　　32パーセント
　　　　　　　　　　　　40歳代　　　21パーセント
　　　　　　　　　　　　50歳代以上　28パーセント
10．平均罹患期間　　　　1年未満　　　5パーセント
　　　　　　　　　　　　1－3年　　　7パーセント
　　　　　　　　　　　　3－5年　　　6パーセント
　　　　　　　　　　　　5－10年　　38パーセント
　　　　　　　　　　　　10－20年　　35パーセント
　　　　　　　　　　　　20－30年　　22パーセント
　　　　　　　　　　　　30年以上　　7パーセント
　　　　　　　　　　　　不　明　　　5パーセント
11．メンバーの生活
　　　　　　　　　　　　家族と同居　　72パーセント
　　　　　　　　　　　　単身生活　　　16パーセント
　　　　　　　　　　　　グループホーム　7パーセント
　　　　　　　　　　　　入　院　　　　4パーセント
　　　　　　　　　　　　障害年金の取得　60パーセント
　　　　　　　　　　　　生活保護の取得　20パーセント
12．メンバーの平均月給　　　　5,250円／月
13．補助金以外の公的な支援
　　（土地の貸与，交通費補助，備品購入補助，仕事の斡旋など）

・自治体の土地貸与（無償貸与 2 カ所）
・市，町の仕事斡旋（除草作業委託　2 カ所，タックシール張り作業　1 カ所）
・自治体からのメンバーの交通費補助
（送迎車両の燃料費補助・交通機関利用の際の補助）
14. 1 カ月の平均開所日数　　　20.5 日
15. 1 日の活動時間　　　　　　平均 5.8 時間／日
　　うち仕事時間　　　　平均 3.0 時間／日
16. 仕事内容
水道メーター磨き，黒竹の選別，枝葉取り，歯ブラシ箱詰め，
お盆用麦藁むき，電池工場の下請け内職，学童教材会社の下請け，ウエス製品，弁当パックの袋詰，100 円ショップ，日用品の袋詰，布製品のラベルはがし解体など，霊園清掃，作業用靴下のプレス，糸きり，内職，リサイクル，和紙作り，生協製品の仕分け，タオルの袋詰，日用雑貨の袋，箱包装，スポーツレクセンターの清掃，
17. メンバーの作業所利用料の有無
　　利用料を徴収　4 カ所
　　（1,500 円／月　から 10,000 円／月）
　　利用料なし　10 カ所
18. 通所形態　徒歩 34　自転車 41　単車 43　自家用車 24
　　　　公共交通機関 23　作業所送迎 30　その他 3（単位　人）
19. 作業所の目標（複数の目標の第一番目より）
　　・働く場を優先とする　　　　5 カ所
　　・憩いの場，症状の安定を目指す　9 カ所
20. 就労経験年数　なし 22　　1 カ月未満　5　　6 カ月未満　9
　　　　1 年未満　8　　3 年未満 26　　5 年未満 12
　　　　10 年未満 12　　10 年以上 10（単位　人）
21. メンバーの課題　対人関係改善 57　行き場（居場所）56　就労意欲 42　自己管理（通院・服薬）41
　　　　　体力維持向上 32　自己客観視（能力等）26　症状安定 25　ADL 13　その他 109
　　　　　（単位　人　1 人 2 項目選択）
22. 作業所の退所後の転帰
　　就業　1 名
　　家庭，地域に戻る　7 名
　　保健所，病院デイケアへ　3 名
23. 作業所の課題について
　　1）緊急対応時の医師などが身近にほしい
　　2）法人化を目指したい
　　3）就労に向けた支援体制がない
　　4）行政，企業の連携で作業所の仕事を確保したい，仕事起こしと作業所給料で生活自立を
　　5）小規模法人化，賃貸物件の公的貸与を望む
　　6）無年金者の問題の解決を
　　7）生活の場作りが急務
　　8）医療費公費負担の県内統一を
　　9）通所費補助制度の充実
　　10）生活支援センターの設置は人口割りでなく実態に見合う形で
　　11）公的土地建物の貸与

麦の郷

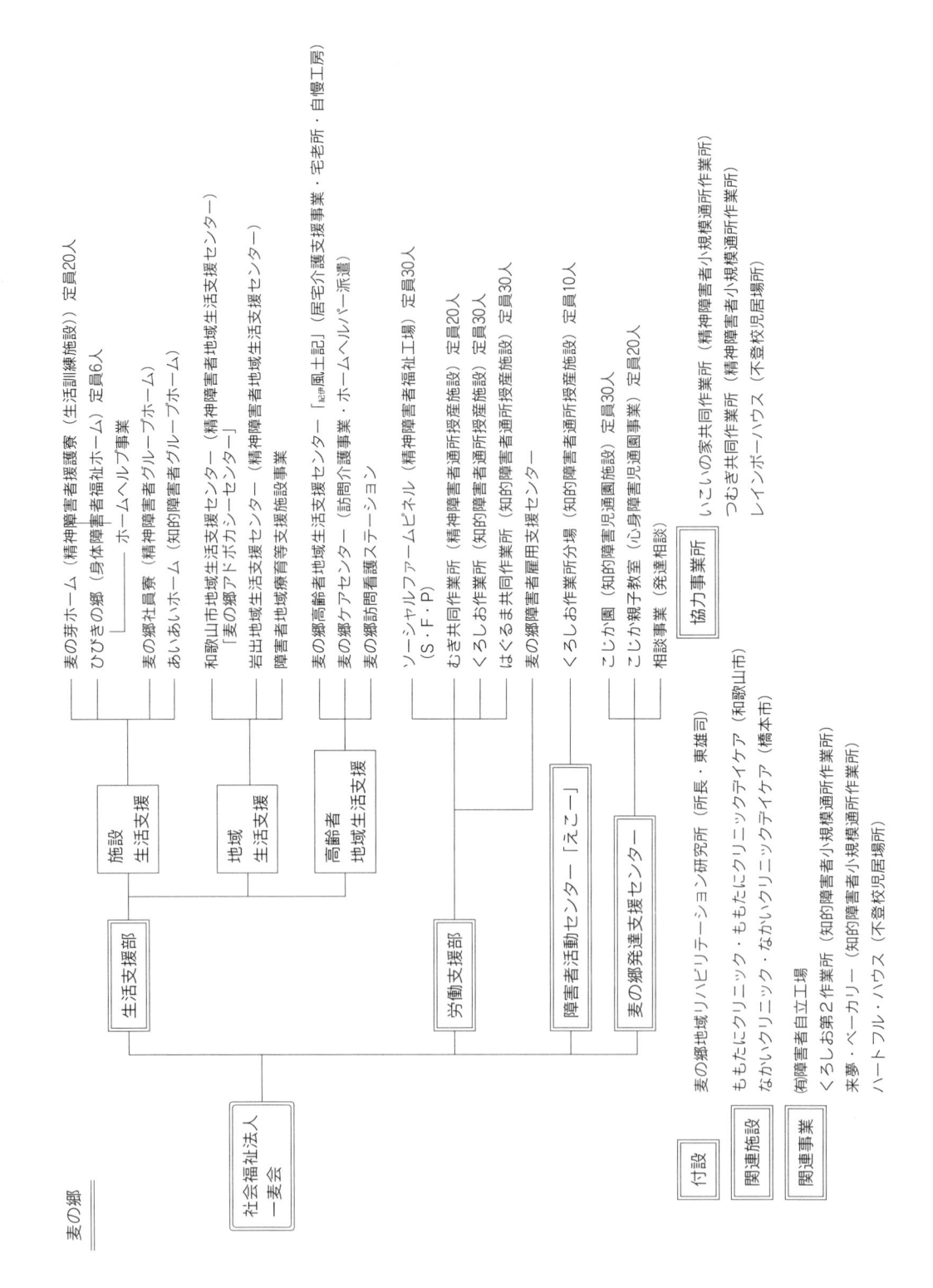

社会福祉法人一麦会
├─ 生活支援部
│   ├─ 施設生活支援
│   │   ├─ 麦の芽ホーム（精神障害者援護寮（生活訓練施設））定員20人
│   │   ├─ ひびきの郷（身体障害者福祉ホーム）定員6人
│   │   │   └─ ホームヘルプ事業
│   │   ├─ 麦の郷社員寮（精神障害者グループホーム）
│   │   └─ あいあいホーム（知的障害者グループホーム）
│   ├─ 地域生活支援
│   │   ├─ 和歌山市地域生活支援センター（精神障害者地域生活支援センター）［麦の郷アドボカシーセンター］
│   │   ├─ 岩出地域生活支援センター（精神障害者地域生活支援センター）
│   │   └─ 障害者地域療育等支援施設事業
│   └─ 高齢者地域生活支援
│   ├─ 麦の郷高齢者地域生活支援センター「紀の郷風土記」（居宅介護支援事業・宅老所・自慢工房）
│   ├─ 麦の郷ケアセンター（訪問介護事業・ホームヘルパー派遣）
│   └─ 麦の郷訪問看護ステーション
├─ 労働支援部
│   ├─ ソーシャルファームビネル（精神障害者福祉工場）定員20人
│   ├─ むぎ共同作業所（精神障害者通所授産施設）定員30人
│   ├─ くろしお作業所（知的障害者通所授産施設）定員30人
│   ├─ はぐるま共同作業所（知的障害者通所授産施設）定員30人
│   ├─ 麦の郷障害者雇用支援センター
│   └─ くろしお作業所分場（知的障害者通所授園施設）定員10人
├─ 障害者活動センター「えこー」
│   ├─ こじか園（心身障害児通園施設）定員20人
│   ├─ こじか親子教室（心身障害児通園事業）
│   └─ 相談事業
└─ 麦の郷発達支援センター（発達相談）

協力事業所
├─ いこいの家共同作業所（精神障害者小規模通所作業所）
├─ つばさ共同作業所（精神障害者小規模通所作業所）
└─ レインボーハウス（不登校児居場所）

付設　麦の郷地域リハビリテーション研究所（所長・東雄司）
関連施設
　ももたにクリニック・ももたにクリニックデイケア（和歌山）
　なかいクリニック・なかいクリニックデイケア（橋本市）

関連事業
　(有)障害者自立工場
　　くろしお第2作業所（知的障害者小規模通所作業所）
　　来夢・ベーカリー（知的障害者小規模通所作業所）
　　ハートフル・ハウス（不登校児居場所）

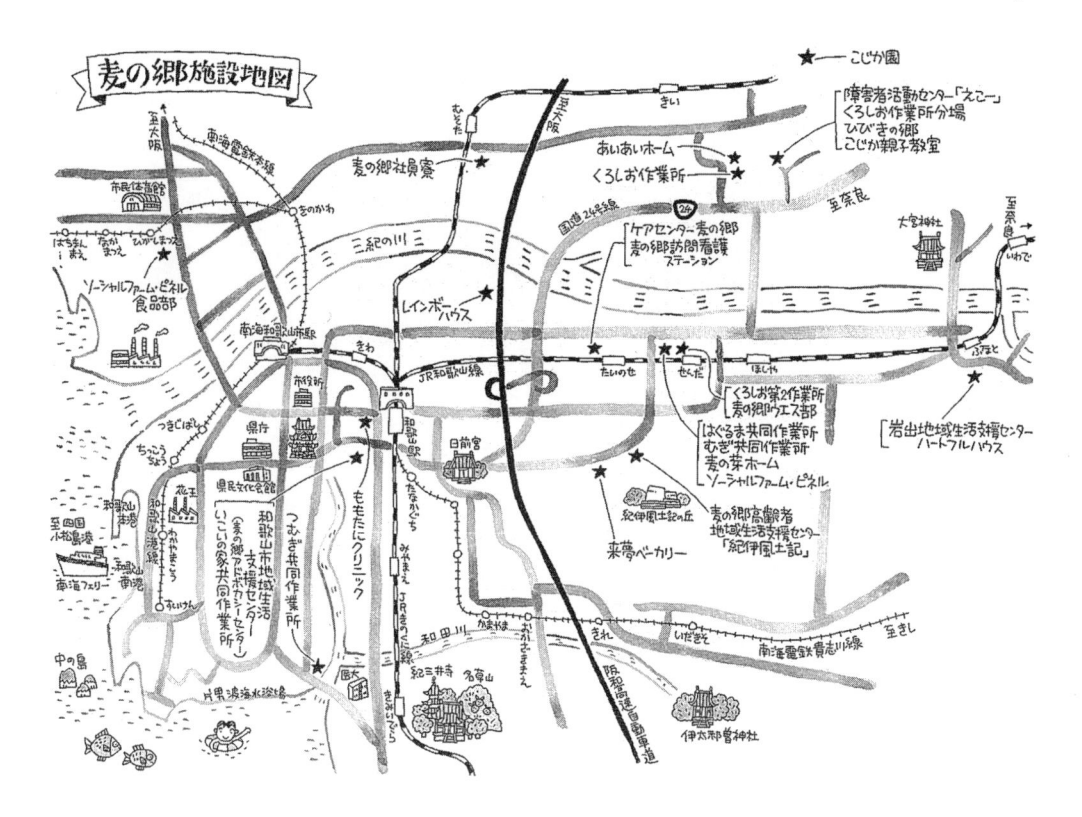

〈参考文献〉
1）半田明史・貴志芳子・上野珠香：第5章．東　雄司，麦の郷編著：ほっとけやんネットワーク　時代を切り開く地域生活支援，クリエイツかもがわ，和歌山，2000.
2）東　雄司：精神医療と福祉，その問題点．最新精神医学1，1996.
3）東　雄司：日本精神障害者リハビリテーション学会第6回大会基調講演．精神障害とリハビリテーション　5，1999.
4）井内正和：精神障害を生きる．現代のエスプリ367，1998.
5）伊勢田堯：「臨床としての生活支援技法〜生活臨床の技法を中心に〜」日本精神障害者リハビリテーション学会2000年度研修セミナー
6）伊勢田堯：精神障害者リハビリテーション学　障害の構造．金剛出版，東京，2000.
7）伊藤静美・百渓陽三：和歌山での試み．最新精神医学　1，1996.
8）和歌山市精神障害者回復者クラブ「サークルつくんこ」編：つくんこ新聞総集編，1999.

第4章
和歌山,東京シンポジウムでの指定討論と質疑応答のまとめ

和歌山シンポジウム

「麦の郷」の果たした役割
――和歌山の精神障害者運動の原点について――

和歌山県福祉保健部健康対策課長　染谷　意

　250人以上の様々な種類の障害者と90人以上の職員が共に働き，さながら障害者施設の一大総合センターの形態を見せる麦の郷でありますが，そのはじまりは，今から23年前の昭和52年「たつのこ共同作業所」の設立に遡ります。

　現在の麦の郷の理事であり，育ての親である伊藤静美さんの言によれば，当初は公的な援助とてほとんどなく，一方でそのおかげで，縦割り行政の弊害を受けることもなく，様々な年齢，タイプの障害者とその親たちの駆け込み寺となったようです。

　しかし，年齢層の異なった障害者に1つの施設で対応していくことの困難さのために，昭和60年には，心身障害児の通園施設「こじか園」が独立してつくられました。

　一方，成人の障害者については，同じく昭和60年にたつのこ共同作業所が，知的障害者通所授産施設（現在のくろしお作業所）として正式に認可され，公的助成を受けることになりました。

　しかし，ここで問題となったのは，その時点で，たつのこ共同作業所に通っていた精神障害者たちが対象から外れてしまったことです。そこで，昭和61年には新たに精神障害者のための小規模共同作業所「いこいの家」が作られることになりました。

　ここに，「麦の郷」の原点をみることができます。

1．無認可共同作業所の原点

　「たつのこ共同作業所」に行くあてのない，数人の精神障害者が仲間入りをしてきたのが始まりです。作業所の指導員は，彼らとの出会いにより精神障害者への理解，彼らをとりまく厳しい現実へと導かれることになりました。

　県内の作業所は，昭和52年に橋本市に「憩いの家」が誕生したのがはじまりですが，麦の郷として小規模作業所が精神障害者のおかれている現実を打開することから生まれたことは，大変意義深いことです。

　というのも，宇都宮病院事件等の精神病院の不祥事件に端を発しているとはいえ，精神障害者の社会復帰の促進を図る観点から，精神衛生法から精神保健法に法律が改正された昭和62年以前に，すでに麦の郷の小規模作業所により社会復帰施設建設への足固めができたか

らです。そして，3年後の平成2年に精神障害者通所授産施設「むぎ共同作業所」がつくられました。

わずか3年の間に法定施設化した背景には，麦の郷の運営方針に賛同した1人の家族から，社会復帰施設の建設のためにと1000坪の土地の提供があったことが非常に大きな要因として挙げられると思われます。

しかし，特筆すべきは，麦の郷に集まった障害者と家族，そしてその理解者達の活動の動機が，行政に頼まれたからでもなく，日本の福祉の先達たらんとする使命感からでもなく，ただ目の前にある障害者の社会復帰に向けて努力していく過程の中で，必要に迫られて階段を一歩ずつ登ってきたことです。

それから10年が経過しました。和歌山県でも平成3年の高野山に引き続き，この6月に和歌山市内において作業所連絡会全国大会が開催され多くの方々が参加をされました。当時，和歌山市に1カ所，橋本市に1カ所，粉河町に1カ所，田辺市に1カ所だった作業所も現在は18カ所になり，県と市で150万円だった補助金ですが，現在では800万円を超える作業所もでてくるようになりました。

この間の県としての最大の喜びは，身体・知的の作業所（障害福祉課所管）と精神障害者の作業所（健康対策課所管）が平成7年度から障害者小規模通所授産事業として一本化され，精神障害者の補助金が身体・知的とまったく同格に扱われるようになったことです。これは，後に述べます障害種別を超えた取り組みを実践されてきた皆さんのニーズを行政が遅ればせながら，制度として取り入れたものです。

またこれは，法内施設であったら絶対にできない，無認可の作業所ならではの柔軟性があったからできたことでもあります。

2．精神障害者運動の原点

精神障害者家族会「つばさの会」や精神障害者回復者グループ「サークルつくんこ」が結成され，障害者本人や家族が実名を出し，街頭に立ち，市民に精神障害者問題を訴え，署名や募金を呼びかけました。

これに応えて福祉・医療関係者が，精神障害による生活や就労の困難性，社会の偏見など社会復帰や自立を妨げている要因を除去しながら，支援活動を推進していきました。平成元年の「精神障害者の社会復帰，社会参加をすすめよう」県民100万人対話キャンペーンや，恒例となった障害者と家族による毎月第4日曜日のJR和歌山駅前での署名・募金活動，回復者クラブの和太鼓集団「雑草」の街頭パフォーマンス，川柳作家で書家の渕田寛一さんの川柳色紙路上殴り書き展など，ユニークなキャンペーン活動により，いつしか精神障害者問題は多くの市民が知ることとなりました。

全国共同作業所連絡会事務局長の藤井克徳氏は，作業所づくり運動の目的を次のようにとらえています。「広くて立派な作業所をつくることでもなければ，つぶれることなく長期間にわたってがんばり続けることでもないと思います。最終的にたどりつくべきは，障害のある人々の個々のニーズにいかに応えられるか，能力や特性を発揮できる条件をいかに整えられるか，ということになるはずです。すなわち，障害がある人々の労働の保障をいかに実質化させていくかということであり，そこには明確な「権利保障」という視点が貫かれるべきです」

　ここで重要な視点は「実名」ということにあります。皆さんもご存じのように，精神障害者手帳には顔写真が貼られていません。精神障害者であるというだけでの欠格事項も，「絶対的欠格事項」から「相対的欠格事項」へと緩和されてきてはいますが，まだまだ，全廃に向けての道のりは遠いようです。

　また，新聞報道での匿名報道のなかでの「精神病院入院歴有り」というラベリング等，ひとつまちがえれば精神障害者の人権を蹂躙し，偏見を助長させる結果につながる問題が山積しております。

　ですから，「何かをやろう」という行動を実際に起こすとき，自然とその行動にブレーキがかかってしまいますし，まわりからの反対も相当なものがあると想定されます。

　ここでの麦の郷のスタンスはまさしく「挑戦」であり「戦い」であったと思います。当事者や家族の人々を全面に押し出し，はっきりと名前を名のり，関係者と当事者・家族はあくまで対等な関係をうちだしました。

　今でこそ当事者の「権利擁護」という視点は障害者問題を考えるうえで必須条件ですが，当時としては，まさしく先駆的な取り組みであったに違いありません。

3．障害種別を超えた取り組み

　現在の麦の郷の活動は，知的・身体・精神障害者以外に，那賀郡岩出町に地域生活支援センターの不登校児の子どもたちの居場所「麦の郷・ハートフルハウス」にはじまり，「麦の郷・高齢者地域生活支援センター」を立ち上げ，地域に在住する1人暮らしの高齢者を対象とした各種のデイサービスを目的としています。

　また，ホームヘルパーの派遣等の訪問介護事業所として「ケアセンター麦の郷」をスタートさせています。

　最近の麦の郷の動きをみますと，「健康対策課」という狭い範囲で考えると，どんどん「精神障害者」の問題から離れていってしまう一抹のさびしさを感じます。

　しかし，最近出版された"ほっとけんやんネットワーク"の中で，麦の郷がこのように，地域のニーズに合わせたサービスを草の根運動として手作りで展開できるエネルギーを，小

規模作業所時代の，障害をこえて障害者の行き場，働く場，生活の場を保障するという理念を，今もそのまま受け継いでいると東先生が話されていることを読んで，まさしくそのとおりだと思いました。

　県としても，麦の郷を各課単位で考えるのではなく，県全体のなかで考えなければいけないと強く考えております。

4．官民一体の取り組み

　さらに，麦の郷の首尾一貫しているところは，決して行政批判をしないことです。「対行政」という立場ではなく，行政をうまく活用する立場を貫いています。

　「補助金を支給する側」と「補助金を支給される側」という関係からは，どうしても上下の関係ができてしまいがちですが，麦の郷は決してそのような態度はとりません。行政と一緒になって，精神保健福祉の施策を考えていき，「一施設」という枠を飛び越えて，和歌山県全体を視野にいれて，そして，決してその対象となる住民のことをおろそかにしません。

　行政という立場からいえば，社会復帰施設や小規模作業所が働きやすい動きをつくりだすことが行政の責務と考えます。

　もちろん，行政が補助金を出すから，後はどうぞご自由にということではなく，施設を作る運動や，そのなかから生まれてくる発想みたいなものを行政は大切にしなければなりません。

　ソーシャルファーム・ピネルの1周年記念の時，西口知事がピネルの仲間達と一緒にクリーニングをしたことをいまだに，麦の郷が語り続けてくれていることは，われわれ行政と麦の郷が官民一体の取り組みをしなければならないことを教え続けてくれます。

5．行政から麦の郷に期待すること

　行政としてしなければいけない大きな仕事のひとつとして「精神保健福祉法」の改正に関する諸施策の制度構築があげられます。今後改正を通じて，より身近なところでの精神保健福祉活動が求められています。県内50市町村すべてにおける精神保健福祉活動を盛り上げていくことは，県としての大きな課題となっています。より広い地域において，どのような活動形態を作っていけるかが大きな課題であると思っています。

　最後に二つだけ麦の郷の方々へのお願い（期待）があります。

　ひとつは，麦の郷が，精神障害者だけでなく知的障害，身体障害，高齢者等に活動の場を広げられてきたわけですが，精神障害についての取り組みの幅を，より一層広げていただければと思います。

たとえば，「より重度な障害者への取り組みのモデル」，また「より地域に根ざした取り組みのモデル」といったものをどんどん発信していただき，和歌山だけでなく，世界を視野に入れた発信をしていただけるようにお願いしたいと思います。
　もう一点は，精神障害者の社会復帰活動をどのように広く和歌山県内全体に広めていくかとの観点から，より地域への活動の広がりを深めていただけるようにお願いします。その際には，麦の郷の方々に直接，他の地域にも活動の場を広げていただくこともちろん期待しておりますが，これからは特にそれぞれの地域において，その地域における限られた医療資源，もしくは支援する方々という状況の中でどうやってその地域における活動を起こしていけるかという方法論を提供するという観点から，様々な助言や支援をいただければありがたいと思います。
　最後に，麦の郷の先駆的な取り組みが「ベスト・プラクティス」として評価をされたことに県としても誇りに思い，麦の郷の今後益々の御発展を期待いたします。

和歌山シンポジウム

和歌山市における精神保健福祉実践
―― 麦の郷実践に学びつつ ――

　　　　　　　　　　　　　　　和歌山市保健所 精神保健福祉相談員　山本 耕平

はじめに

　和歌山市（人口388,601人：2000年4月1日）における精神保健福祉コミュニティワークは，1977年以来のたつのこ共同作業所に端を発する障害者総合リハビリテーション施設麦の郷における運動から何を学び，どのような影響を受けつつ発展してきたのかについて考察する必要があると考えています。

1．麦の郷運動と地域づくり

1）コミュニティ・アイデンティティの実現を目指して

　麦の郷の主たる実践地である西和佐地区は「人にやさしい福祉の街づくりは西和佐地区から」というコミュニティ・アイデンティティを持っています。これは，障害や高齢，あるいは病気といったハンディキャップを持った人々が尊重され，共に暮らせる街づくりをという住民の強い思いによって培われてきたものです。ただ，その背景には，1990年に麦の郷に開設された生活訓練施設麦の芽ホームの初代寮長になられた伊藤静美氏を始め，麦の郷開設以来，地域住民の一員としての生活を目指したスタッフとメンバーの真摯な活動がありました。

　1995年，西和佐地区住民に精神障害者施設拡充への反対の傾向が生じた時に，保健所が，地区自治会館で説明会を持とうとしました。しかし，この時，行政の意向や決定を地域に下ろすトップダウンの方法は通じず，行政に対する強い反論を拝聴するに終わってしまいました。

　その動きを克服したのが，まさに，そのスタッフとメンバーたちの真摯な地域生活でした。日常の自治会活動や葬儀への主体的な参加を始め，地域住民の福祉要求を把握し実現に向ける麦の郷の実践によって，地区住民の麦の郷への理解と信頼は深まりました。また，地域の福祉発展を目指す連合自治会や地区社会福祉協議会は，麦の郷と共に実践することが効果的であることを実感していきました。その中で，麦の郷のメンバーやスタッフと地域住民が相互に融合し信頼しあい，支えあう優しい地域を目指してきたのです。

2）地域行政の学び

① 当事者観と実践観について

　行政は，麦の郷運動から多くのことを学んできました。まず，精神障害当事者を"なかま"と称し，"なかま"と捉える障害者観です。保健所で実践されているデイケア（精神障害者社会復帰援助指導事業；月2回実施）の参加者やドロップイン・コーナー（地域生活支援事業；週5日開催）参加の当事者を，われわれスタッフは"なかま"と呼び捉えます。これは，指導する側と指導される側，管理ないし監視する側と管理ないし監視される側といった支配―被支配の関係性を否定した当事者を主体とした考え方によるものです。

　こうした当事者観は，行政のみでなく医療従事者をも変革しました。麦の郷運動に関わってきた医療従事者達は，非常に長く続いてきた閉鎖的処遇下で自らが行ってきた処置を自己批判し，障害の精神医学的理解に基づく実践を提起しました。

　こうした当事者観やこれに基づくリハビリテーション実践から，保健所実践では，彼らを生活を共に築き上げる"なかま"として把握し，彼らの持つ生活障害を具体的に把握するなかでなにをすべきなのかが明らかになってきました。そのひとつが，退院前や退院直後の彼らの地域生活支援である"ドロップイン・コーナー"の充実であり，環境的ストレスを軽減するために実施されている家族教室や，SST（社会生活技能訓練）です。

② 活用から連携へ

　行政は，ややもすると補助金を出している社会復帰施設を有益に活用することが，行政と施設との連携として捉える傾向をもっていました。しかし，麦の郷運動は，そうしたトップダウンの発想を否定し，医療や教育，さらになによりも地域住民との間で支え合う地域組織づくり（地域ネットワーク）を着々と続けてきました。そして，そのなかでこそ，血の通う福祉づくりが可能となる事実を示してきました。

　そのひとつとして和歌山市保健所の呼びかけで，和歌山市精神保健福祉業務担当者連絡会議（業務連）と和歌山市精神障害者地域生活自立支援委員会（地生委）を設け，精神保健福祉コミュニティワークのネットワークづくりに努めています。双方とも民間組織ですが，業務連は，事務局を保健所保健対策室精神保健福祉班に，地生委は，麦の郷高齢者障害者地域生活支援センターに事務局を置いています。業務連は，精神保健福祉担当職種の啓発・研修・情報交換を目的とし，地生委は，ケアマネジメント組織となることを目指しています。

2．和歌山市の地域支援

1）和歌山市地域精神保健福祉サービスの流れ

　本市で専任の精神衛生相談員が採用されたのは1987年4月であり，保健所を地域精神保

健福祉の第一線機関として位置づけた厚生省局長通知が出されてから20年が経過していました。この採用以降，1991年に相談員が複数体制になるとともに精神保健班として独立した班体制をとりました。現在は，相談員が3名，保健婦1名を加えた保健対策室精神保健福祉班を形成し，1999年度の個別援助延べ件数は，専門医師による精神保健福祉相談85件，訪問448件，面接相談779件，電話相談845件の2,157件となっています。

集団援助は，当事者を対象としたものに，月2回行われている精神障害者社会復帰相談指導事業と週5日開設されている地域支援ルーム"ドロップイン・コーナー"があります。

1995年に新庁舎建築とともに庁舎内の一角に地域支援ルーム"ドロップイン・コーナー"が設けられました。このルームは，開庁時間内のサービスであり，9時から3時半までは登録メンバーが通所し，3時半以降は，地域の共同作業所に通所しているメンバーがソーシャルクラブとして活用しています。ここでは，現在，専任指導員が勤務しメンバーとともにすごしています。精神病院入院中であり退院を間近にしている当事者や退院直後の当事者，共同作業所への参加困難な時期の当事者がメンバーとして登録されています。このコーナーに登録し，利用したメンバーは，延べで1995年度574名，1996年度1,201名，1997年度1,383名，1998年度1,429名と増加してきています。ただし，1999年度は1,226名となっています。このメンバーのうち，1999年度中に共同作業所通所となった者が実数で5名，自宅療養が2名，症状が再燃しての入院が2名，2000年度への継続利用となった者が16名となっています。

また，家族を対象としたものには，分裂病圏の家族を対象とした月1回の「精神障害者家族教室」を1993年より行い，1998年度より「嗜癖問題を抱える家族の集い」も月1回行っています。

さらに，1998年度より3年計画の精神保健福祉ボランティア育成講座も実施しています。

2）精神保健福祉相談員・保健婦による精神保健福祉相談のニーズと特徴

精神保健福祉相談員・保健婦による業務のうち，直接援助は「社会復帰指導」「入院援助」「受診援助」「家族内人間関係調整」の4つに大別できます。このうち，社会復帰指導と関係調整がすべての援助の77％を占めます。これは，在宅・入院中を問わずに作業所への参加や職場さらに家族生活への復帰を目指した援助要求が高いことの現われであるといえます。

社会復帰指導の75％は，精神分裂病の当事者を対象としており，感情障害と合わせると83％になります。入院援助では，精神分裂病が55％，アルコール依存症が11％，薬物の乱用及び依存が10％，感情障害が5％となっており，これらの疾患を合わせると81％となります。全く入院援助を行わなかったのは，思春期危機と摂食障害です。これは，この疾患

での入院援助を求める相談が全くなかったのではなく，スタッフの判断により保健所での継続相談としての処遇となることが多かったためです。

受診援助の42％は，精神分裂病を持つ当事者に対してであり，次に多いのがアルコール依存症の14％です。アルコール依存の場合には，県内にアルコール依存症の専門医療機関がないために，県外の専門医療機関の活用がほとんどです。受診援助で次に多いのが人格障害と児童虐待ケースの各7％です。児童虐待ケースの受診援助は，虐待者である親の受診援助がほとんどです。これは，この親達のほとんどがサバイバー（虐待体験者）であり，なんらかのPTSDを持っていることが多く，その治療導入として行われるためです。

家庭内の対人関係調整は，精神分裂病ケースが24％であり，次に虐待ケースの17％，アルコール依存の10％，人格障害8％，薬物依存と感情障害が6％となっています。なかでも，対人嗜癖のひとつとして捉えられる児童虐待ケースと物質嗜癖のアルコールならびに薬物を併せると34％となり，精神分裂病ケースよりも多くなっています。

3．危機介入ニーズ

本市保健所は，精神科危機介入を重視しています。この危機介入は，緩やかな危機から生命の危機まで幅の広いものに対して行われますが，保健所の持つ機能からはどうしても深刻な危機への介入が多くなります。

危機介入ケースの43％を占める精神分裂病の場合は，発病当初あるいは再燃時の当事者・家族双方の不安や困惑といった危機に始まり，高緊張な状態まであります。これらは，ほんの少し援助することにより当事者や家族が危機から乗り越える力を自身で見出す状況から入院が必要な状況まで様々です。

その一方で，13％を占めるアルコール依存症や10％を占める薬物乱用ならびに依存の場合には，身体的合併症など生命の危機と向かい合ったり，早急に対処しなければならない社会的な諸問題がある場合を危機ケースとして把握します。単に再飲酒や薬物の使用を再開したというだけの事例は，あえて危機ケースとして捉えていません。

この危機介入ケースの年次推移は，1995年度以降の過去5年間をみると，64件，120件，138件，96件，124件となっています。このように，1カ月に約10件余りの危機ケースが生じ，それに対応していることになります。

事例1

1999年8月末。市内外科病院より，午後2時ごろ「犬に追いかけられて電柱に登ったが落ちて足の指が痛い」と，自分で119番通報した患者（A子：50）が救急車で搬送さ

れたが外科処遇は必要ないとの電話連絡が入る。本人の娘（B子：精神分裂病：30歳）を，保健所相談員が継続支援している事例であった。救急病院に駆けつけた 本人の夫より，その娘の子ども（3歳）と本人が一緒にいたという情報と，前日夜に本人とその3歳の孫がトイレに閉じこもり，トイレットペーパーを便器に流し込んだり便器で水遊びをしていたという情報を得た。本人の主治医への同伴受診を援助するとともに，警察本部に連絡し3歳の子どもを捜索する。その捜索の最中，B子が，友達と子どもを連れ大型の公衆浴場に遊びに行っていたと帰宅する。

事例2

2000年2月末。午後10時30分。消防本部より相談員自宅に電話がある。「30代後半の女性が自宅にて混乱しており救急車が急行したが精神疾患であるようで，規則で消防車で搬送できないために救急車が現場で待機しているから至急訪問してほしい」とのこと。消防からの情報では，1週間前より不眠となり，食事を摂れていないし水分の補給も十分にできていないようであるとのことである。こうした事例での消防の対応機能に疑問を持ちつつも急行する。緊張が激しく，「こわい」「しんどい」との独語をみる。市内民間精神病院への通院中とのことであるが，夜間救急体制は取られておらず，県立医大救急部に連絡し救急車にて同伴受診する。抗精神病剤の注射を受け帰宅する。

事例3

1999年6月初旬。午前2時。市役所の当直職員より電話，「市内に在住のKさんが，早く電話してほしいとのことです」。当人は，重いPTSDを持つ虐待サバイバー（体験者）であり，市内の精神科クリニックと保健所が連携してフォローしている。この日の電話は，「まったく眠れなくなり，様々な思いが蘇ってきて死にたくなった」という訴えであった。前日，主治医から，非常に不安定な状態であるとの連絡が入っていたために傾聴する。眠剤の服用を勧め，40分の電話を終えた。同日午前中に保健婦が訪問する。

このように，本人を襲う危機は，われわれの勤務時間内外を問いません。事例1は，入院の援助によって当面の危機状態はなんとか回避できました。しかし，ほとんど養育能力を持たないB子に孫の面倒をみることを強要され，子育てが好きでないA子は，常に危機状態に陥りやすい状況でした。事例2は，県立医科大学救急部に協力を依頼し，精神科医師による処置で自宅生活が可能となりました。それ以後は，かかりつけの医療機関に通院しています。この時の危機は，自宅周辺の住民とのトラブルが原因でした。夫が中心となって近隣との調整を図り，それ以後は危機状態になることはありません。事例3は，現在もなお不安定

な状況下にありますが，度々の危機状態を相談員や保健婦の支援で乗り越えています。

こうした危機状態への対応の中でも，早急に精神症状への対応が必要な事例には入院の援助も必要となります。この入院援助は1999年度で，措置入院を除くと122件となっています。もちろん，この122件は，すべてが危機ケースではありません。

1998年度から精神科救急医療システムが開始され，県立五稜病院が応急指定病院となっているために，入院援助先の28％が県立五稜病院となっているものの，なお44％を大阪府下の病院に依拠しています。市内の4つの民間病院への入院援助が19％であるのは，常にいずれの病院も満床状態であり活用しがたいためです。

1998年度以降，県立五稜病院への入院援助のほとんどが休日夜間であり，そのほぼ全数が危機ケースでした。しかし，2000年度より開始された法第34条による移送が，県庁の開庁時間内に限定されているため，夜間休日に発生する危機ケースは，本人が受診を希望する事例か，法第27条診察が該当する自傷他害性を持つ事例でない限り県立五稜病院の活用に困難をきたしています。

14件（12％）を占める医療機関からの入院援助依頼や3％の消防署からの依頼の中には，今後検討を加えなければならない状況があります。医療機関からの入院援助相談は，精神科単科病院からの相談依頼が6件，総合病院他科からが6件，総合病院精神科からは1件，精神科診療所からは1件となっています。少なくとも，精神科単科病院からの相談依頼は，その病院の搬送機能や他病院との連携機能を向上させるなかで克服できることです。そのためにも，各病院は，精神科ソーシャルワーカーの配置や強化を検討しなければなりません。

4．今後の地域ケアのために

行政で働く精神科ソーシャルワーカーの働き甲斐は，いかに充実した地域生活支援を創りあげるかにあります。これは，当事者の地域生活ニーズに応じた24時間の支援が可能となる共同作業所やグループホーム，さらに地域生活支援センターを始めとする社会復帰施設のハード面の整備と充実した支援技術の向上に集約されます。

和歌山市内では，適切なケアのもとで地域生活が可能な精神障害者の数を1,572人と推計（わかやまし障害者計画：1993年3月予定）し，その障害者計画整備目標のなかで，精神障害者地域生活支援センターを1カ所から3カ所とすることを立案しています。これは，市内を3ブロックに分け，地域生活支援拠点サービスを展開する発想に基づいています。

現在，麦の郷が市内中央部に麦の郷高齢者障害者地域生活支援センターを設けていますが，今後，紀ノ川北部と市南部に1カ所ずつ支援センターが必要であり，そのもとで，網の目のごとく共同作業所とグループホームを創っていくことが必要です。その地域生活支援セ

ンターや共同作業所を核とし，ホームヘルプサービスや訪問看護サービス等が，在宅精神障害者の地域生活援助の主たるサービスとなるでしょう．行政は，2002年の法改正をめぐって，この地域生活支援センターを当事者の権利擁護を最重点課題として機能できるものとしなければなりません．

　さらに，現在，行政内で展開しているサービスを，この地域支援サービスにどう結びつけていくかで問われます．とりわけ，"地域生活支援ルーム（通称：ドロップイン・コーナー）"のサービスを，今後，和歌山市の地域生活支援センター業務の一貫として位置づけることが必要です．そのためには，"地域生活支援ルーム"がスペースの拡充はもちろんのこと，退院間近や共同作業所実践に参加困難な時期の障害者がスムーズに地域生活をおくることができる場となっていくための支援技術の向上に努めなければなりません．

　また，精神保健福祉ボランティアの活動支援が保健所の重要な課題となってきます．今後，和歌山市における精神保健福祉ボランティアは，少なくとも行政主導の官製ボランティアにはしたくないと考えています．精神保健福祉ボランティア一人一人には，常に，精神障害者と同じ地域に住むよき隣人であることを求めるとともに，ボランティア集団には，精神保健福祉文化を築き上げる情報の発信元となることを求めています．

おわりに

　今後，私たちが和歌山市精神保健コミュニティーワークを充実させるために目指さなければならないのは，麦の郷実践の普遍化により全ての障害者当事者が一般市民と変わらない普通の存在としてエンパワメントされる方向ではないでしょうか．

〈参照文献〉
1）東雄司編：精神障害者・自立への道 和歌山からの報告．ミネルヴァ書房，東京，1991．
2）生馬芳久他：精神障害者社会復帰施設『麦の郷』の実践活動．障害者問題研究 No. 70．全国障害者問題研究会，1992．
3）田中英樹著：精神保健福祉法時代のコミュニティーワーク．相川書房，東京，1996．

和歌山シンポジウム

和歌山県紀南地方における共同作業所と精神科医療

やおき福祉会顧問医　宮本　聡

は じ め に

　「麦の郷」を始め，5つの活動がベスト・プラクティスを受賞されたことをお喜びいたします。単に5つの活動が国際的に評価されたのではなく，日本独自の共同作業所運動を含め，多くの活動実践が評価されたものと思いますし，「麦」が選ばれたことは，同じ和歌山県で精神保健に携わるものを元気づけることにもなりました。
　それはなぜか？　ベスト・プラクティスという誰もが目指せるひとつの指針が提示されたからでしょうか？　否，そうではありません。様々な方が指摘されるように，精神障害者のリハビリテーションには地域間格差があり，たとえばこの和歌山県でも「麦の郷」（和歌山市）と「やおき福祉会」（田辺市を含む紀南地方）の活動はかなり異なっています。それは，精神科のリハビリテーションには共通課題と，地域の事情による個別課題が存在するからです。その課題に向けての「あたりまえ」の取り組みの結果が「麦」と「やおき」の違いとして現れているだけであり，その理念には違いはなく，「麦」の受賞は「やおき」やその他の作業所にもその方向性が正しかったことを示してくれました。今回の「麦」の受賞は"best"とか"common"とかに関係なく，これからもそれぞれ「あたりまえ」のこととして精神科のリハビリに取り組むことでよいのだと教えてくれたのです。
　今日は，私は「やおき福祉会」の顧問医の立場から，つまりはごく限られた経験からということにもなるのですが（精神科臨床では実証科学的な方法以外に，事例検討などから普遍性を導き出す方法もよくとられることなのですが），この地域の社会復帰施設と精神科医療についていくつかの提言をしたいと思いますし，そのなかにわずかでも普遍性が読みとられることを期待します。

1．「やおき福祉会」の成り立ちと現状

　まず，やおき福祉会の成り立ちから説明します。昭和63年，精神保健法施行後，田辺市を中心として紀南地方にも，精神障害者の社会復帰をめざす運動が活発になってきました。和歌山市の「麦の郷」の運動が紀南地方にも影響を与えましたし，もともと田辺市では，知

的障害者の共同作業所づくり運動が活発に展開されてもいたのです。また，公立精神病院（約300床）も比較的開放的な取り組みを行っていました。

そのような状況のなか，当事者や家族の願いを核に，共同作業所や家族会が紀南地方に次々と作られることになりました。田辺市では，平成元年には精神障害者小規模作業所「やおき工房」が産声を上げ，地域での地道な活動を経て，平成8年に社会福祉法人「やおき福祉会」が設立され，平成9年4月に通所授産施設，生活訓練施設，生活支援センターの3つの施設を同時に開所することができました。その後3年のあいだに，小規模作業所，グループホーム，あっせん型障害者雇用支援センターと，メンバーのニーズに導かれながら，次々と施設が作られ現在に至っています。

特に注目に値するのが，あっせん型障害者雇用支援センターの活動です。これは，生活支援センターを利用する多くのメンバーの「一般の事業所で働きたい」という希望を受けて職員が一丸となって取り組んだ成果です。3年前は事業所で働くメンバーは人もいませんでしたが，今では十数名のメンバーが働きに出かけるようになりました。この実績が評価され，労働省のあっせん型障害者雇用支援センターの指定をうけ，この4月より認可施設として新たな活動を展開しています。現在4名のジョブコーチが毎日8カ所の事業所を訪問し，メンバーの就労支援にあたっています。このような支援体制のなか，顧問医としては働くことがかなり困難であると考えていたメンバーも，部分的であるにせよ，一般の事業所で就労し，またいきいきと生活を送っています。

紀南地方においては，精神障害者を支援する社会資源が不足しており，労働分野では授産施設や福祉工場を数多く整備することも必要です。しかしメンバーのニーズが「一般の事業所で働くこと」にあるのなら，社会の条件が厳しくとも，ひとつでも多くの事業所を開拓し，障害者雇用を促進して行くべきだと（少なくとも「やおき福祉会」では）考えています。

2．「やおき」に期待するもの

1）精神科的知識を深める

上越つくしの里の川室先生も述べられているように[1]，精神科のリハビリテーションに関わる職員には精神科医療に関する知識も要求されます。全人間的権利の復権[5]がリハビリテーションのゴールであり，それに向けての熱意は誰にも負けないのが施設の職員だというのが実感ですが，継続的・包括的なリハビリテーションを目指すとき，今自分がメンバーの治癒過程のどこに関わっているのかという理解は不可欠です。精神病には，一定の発病（再発）過程と治癒過程があることがわかっていますし[3]，それぞれの過程における対応がメンバーのその後を左右すると考えられます。職員が様々な研修を受けていたり，お互いに質の

高い議論をよく行っていることは知っていますが，事業が拡大し職員が増える中，まだまだ専門性が足りないことを指摘しておきたいと思います。

具体的な対策としては，研修等を受けること以外に，法人内施設職員の人事交流を積極的に行い，様々な視点からメンバーを観察する機会を作ることや，ケース会議などを通して主治医や他の医療関係者とより多く関わることなどがあげられます。

また，ファーカス先生のご指摘にもあったように，様々なスキルを精神障害者に身につけてもらう手段も持たねばなりません。SSTなどをより実践的に改良できれば，作業所などでも活用できるのではないでしょうか。

また，新たに獲得したノウハウを同じ地域の他施設の職員とも共有する積極的な姿勢にも期待します。精神障害者は他の施設にも通所・入所していますし，他の障害者にも役に立つ知識や技法もあるかもしれません。たとえば自閉症児・者のためのTEACCHプログラムが知的障害児・者に有用であるように。障害の種別をこえた視点（たとえば生活障害者として考える）の獲得と他施設との連携の深めようも今後の課題です。

2）制度の適応について

生活支援にしても就労支援にしても，多くのケースで成功しているのが現状ですが，すべてのケースに同じ手法が有効とは限りません。たとえば，あっせん型障害者雇用支援センターが機能しはじめていますが，就労することがリハビリテーションのゴールではありませんし，就労がリハビリテーションの妨げになるケースもでてくることでしょう。メンバーのニーズに耳を傾けながらも，職員は，そのニーズをより現実的なものに加工しながら，適切な制度利用ということを考えなければならないと思います。

このことは精神科治療についてもいえることで，精神分析にしても作業療法にしてもその有効性は明らかでありながら適応範囲を広げすぎたために，一時批判にさらされたことがありました。治療技法と制度利用を単純に結びつけるつもりはありませんが，メンバーに対する援助という点では共通しており，学ぶこともあると考えられます。特に新しい手法が当初成功を収めると，次々とメンバーをその手法にあわせようとする本末転倒が起こるのが懸念されます。あくまでも一人一人の特性をきめこまかく見極め，制度や治療技法の適応の有無を判断することを忘れないようにしたいものです。

3）精神科医療への feed back を

医師を始め医療関係者が全員，精神のリハビリテーションに関心を持っているわけではありません。むしろこの地域に限っていえば，医療関係者のリハビリテーションに対する意識は低下しつつあります。無認可時代を支えてくれた人たちが，現在，法人にほとんど関わっていないことをみればよくわかると思います。もちろん「やおき」が誕生し，力をつけてき

ていることで,同じ地域ではじめて対等に精神障害者のことを考えられる組織ができたという安心感もあるのでしょう。しかし,本質的には医療関係者が全体に無関心になってきているのではないか,というのが個人的な危惧です。たとえばわれわれ医師についていえば,「やおき」に深く関わっているものもいれば,(批判的であればまだしも)何の意見も持っていないものもいるのが現実です。施設利用に関する主治医の意見書をみれば,全く施設の内容もわからず,求められるままに記入しているだけということも見受けられます。

医療関係者の無関心を侮ってはいけません。精神科医療の責任の重さとそれに見合わない診療報酬制度の問題があります。あるいは物事に対する考え方の世代間格差が,いかんともしがたいこととして存在するのかもしれません。いずれにせよ精神保健福祉法で,精神障害者の医療の充実と共にあえて社会復帰の促進(いずれも治療者としてあたりまえの目標です)を強調していることが精神科医療の現実をよくあらわしているといえるでしょう。「精神科医療を変えられるのは自分たちだけかもしれない」と自負し,多くの情報を医療機関にfeed backし,刺激を与え,よりよい医療機関を地域の中に育てあげてほしいと思います。

4) 地域づくりに結びつける

精神科のリハビリの質の向上を目指すのが今後の目標ではあるのですが,その先には障害者全体のあたりまえの生活の保障ということがありますし,さらにその向こうには,われわれ全員が暮らしやすい地域づくりがあることはすでに紀南地方では共通認識です。ここで繰り返す必要はないかと思いますが,「麦」のベスト・プラクティス受賞を機に,日常の業務の多忙さに翻弄されている職員に,あえてもう一度,自分のこととして地域づくりをとらえなおしてほしいと考えますし,その上で,多くの苦しいことを乗り越えつつ,他の福祉施設,行政,医療,家族会などとのよく練り上げられた協調的関係をつくりあげてほしいと願います。

3. 医療に期待するもの

平成12年4月の診療報酬改定の精神科に対する厳しい現実をみると,精神科医療に対する要求もトーンダウンします。精神科も医療経済とは無縁ではありません。

しかしながらリハビリテーションの継続性・包括性という面からひとつだけ述べておきたいと思います。それは,医師をはじめとした医療関係者にもっと地域の活動に興味を持ち,参加してほしいということです。前述のように,精神保健福祉法にも精神障害者の医療の充実と社会復帰の促進がうたわれています。病院の中での専門性を高めるのはもちろんのことですが,退院したメンバー(病院からすれば患者さん)がどのような生活を送るのかを見守ることもトータルで精神科医療のレベルをあげることにつながります。「やおき」が大きく

なってしまったことで関わりづらくなっているのでしょうが，ケース会議などを取りかかりにして，作業所や生活支援施設でのメンバーの生き生きした姿を見れば目から鱗が落ちるような経験をすることでしょう。少なくとも無認可時代からの 12 年の間に，何名かの医師は，精神障害者の生活や就労について考えを改めさせられたのは事実なのですから。

おわりに

紀南地方のメンバーのニーズに即した「あたりまえ」の活動を通して，社会福祉法人職員や医療関係者に望むものを述べました。すでにお気づきのように，法人職員が精神科知識をより多く持つことと，病院職員が法人の動きに関心を持つこととは別のことではなく，裏表の関係にあります。ケースを挟んでお互いに情報交換を真摯に行うことが相互理解の第一歩となるでしょう。特に現状では，法人の事業展開が早すぎるので，法人側から病院に積極的に働きかけていってほしいと思います（以上の発言が，われわれの地域だけのこととして受け止められるべきではなく，多少なりとも普遍性を有しているのだというのはいいすぎでしょうか）。

　精神障害者問題には制度のことや技術的なことなど検討せねばならない課題はたくさんあると思いますが，人をケアしたり治療するのはやはり人です。これからも，メンバーのよりよい生活の実現のためにみんなで力を合わせていきたいと思います。

　最後に，孤高の哲学者スピノザの言葉「人間にとって人間ほど有益なものはない」（エチカ第 4 部，定理 18，注解より）を引用し，かみしめながら指定討論を締めくくりたいと思います。

追　記（Decent であった故東雄司先生に捧ぐ）

　和歌山市でのファーカス先生のご講演のあとに decent job, decent housing ということについて質問させていただきました。Decent という言葉に，ファーカス先生と日本の小説家大江健三郎をむすびつけるものを感じたからです。大江は 1988 年のリハビリテーション世界会議の講演で，自らの障害を持った息子を表現する次の文章で decent という単語を定義づけています。

『僕がいまもっとも誇らしく思うことは，障害を持つ自分の息子に，decent な，つまり人間らしく寛容でユーモラスでもあり信頼に足る，そのような人格を認めることです』（「恢復する家族」より）

"My greatest source of pride these days is the fact that my brain-damaged son is a decent, tolerant, trustworthy human being who also happens to have a good sense of humor." ("A HEALING FAMILY" より)

私はこの decent にこだわって仕事をしてきました。

　Decent であるということ，あるいは decency についてファーカス先生と話をする時間をつくれなかったことは残念でした（「のちほど個人的に話し合いましょう」と呼びかけていただいたにもかかわらず）。しかし，精神科リハビリテーションに関わる者として，あらためて decent でありたいと願い，またファーカス先生に励まされるように帰路につくことができたのも確かなのです。Decent な「やおき」の職員たちにかこまれつつ，ファーカス先生に伝えたかった大江の decency について想いをめぐらせながら…。

『「受容期」にいたった障害者にも，その苦しみのしるしはきざまれています。家族にも，またリハビリテーションを助けて働いた人にも，それはあるはずです。しかもかれらみなに，共通するさらにあきらかなしるしとして，かれらが decent な人たちだ，と僕は考えてきました』
　"The signs of this suffering are clearly visible on the faces of the handicapped, even when they have reached the stage of acceptance ; and those around them are no doubt similarly marked. But I believe there is another sign that all these people share : their common decency."

〈参考文献〉
1）川室優：リハビリテーションの効果を促進させるための留意事項．精神科治療学 15（増）; 241-245，2000.
2）Kenzaburo Oe：A healing family. KODANSHA INTERNATIONAL, TOKYO, 1996.
3）中井久夫：精神科治療の覚え書き．日本評論社，東京，1982.
4）大江健三郎：恢復する家族．講談社文庫，東京，1998.
5）上田敏：リハビリテーションを考える．青木書店，東京，1983.

> 和歌山シンポジウム
> 質疑応答のまとめ

精神障害者支援について

ももたにクリニック　百溪　陽三

はじめに

　精神医療関係者，精神障害者社会復帰施設関係者，当事者とその家族，一般市民，約200人の参加を得てシンポジウムは開催された。

　このシンポジウムで和歌山市の加藤氏は「麦の郷」の精神障害者の社会復帰活動の実践を，群馬県境町の長谷川氏は境町での生活臨床の歴史と実践を，指定発言者の「やおき福祉会」の宮本氏は和歌山県田辺市にある「やおき福祉会」の社会参加の活動を述べ，和歌山県健康対策課の染谷氏は，和歌山県の精神保健の現状と展望を，和歌山市保健所の精神保健福祉相談員の山本氏は，精神保健の現状を語った。

　参加者一同は，ファーカス先生の講演，およびシンポジスト，指定発言者の発表によって，精神障害者は病気とともに生活障害を合併しており，それを支援することが重要であること，その支援に関しては，障害者のニーズを重視し，支援のおしつけにならないように注意せねばならないことを確認した。そこで，考えねばならないことは，私たちの精神障害者の支援は地域社会の中で実践されているということである。

1．心のバリア・フリーについて

　会場からの最初の問題提起は，社会復帰施設の職員からの次のような発言であった。「最近行政から，心のバリア・フリーという言葉がしばしば発せられている。この言葉は耳障りはいいが，実体はどうなのか。作業所・援護寮・グループホームなどの精神障害者社会復帰施設が不充分な状態で，心のバリア・フリーが実現できるのか」という内容であった。それに呼応する形で，家族からは，自分たちは子供の病気の再燃に常におびえている。社会復帰施設も重要であるが，移送を含めた精神科救急体制の充実を願うとの声があがった。それに対して，長谷川氏は，心のバリア・フリーの実現には，精神科救急システム，社会復帰などのハードな側面とともに，ソフトな側面がある。境町の生活臨床の活動は保健婦中心の活動が中心であった。それにソーシャルワーカの参加を求めていれば，もっと充実したものになったかもしれないと，ハードとソフトの両面の活用の重要さを述べられた。加藤氏と山本氏

は，心のバリア・フリーというのは自分自身，障害を持っている人自身から偏見をとっていくということであり，それとともに，精神障害者が生き辛い社会が偏見を作っているのであるから，障害者が障害を持ちながら生きていける基盤整備が重要であるとの意見を述べた。

精神障害者支援に関するソフト面に関しては，小規模作業所の職員から，検診などの業務が増え，保健婦の援助が得られにくい現状が語られた。それに対して，境町の保健婦である小林氏は，「老人保健業務など検診業務が増加して，保健婦の絶対数の不足は否めないが，自分たちの町では，地区担当制をとっており，地域住民である精神障害者の要求に答えることが最優先されるべきと考えて活動している」と語られた。また，一市民の婦人より，「自分は商店街の活性化の問題にとり組んでいるが，そのような活動の中に，例えばコーヒー店の開設など精神障害者の出番を作ることが必要ではないかと考えている。精神障害者が一般の人と出会う機会を増やすことによって，精神障害者の真の姿がわかり偏見の軽減にもつながるのではないか」と語られた。

2．司会を終えて

精神障害者が地域であたりまえに生きていくためには，精神障害者自身の生活技能障害と社会の精神障害者に対する偏見という大きな壁がある。それを克服するためには，私達は精神障害者の生活の権利を守るという意識を基礎として，ハード面とソフト面を考慮した支援システムが必要となるであろう。ハード面（いわゆる箱もの）は，そろそろ数の充実より，質の充実が議論される時期にきているように思う。ハード面，ソフト面，どちらを重視するにせよ，根本は，マンパワーの充実である。そのためには財政的な裏付けが重要となる。この問題をどう解決していくかが，今後の最大の課題のように思えたのだが。

東京シンポジウム

メディアと精神障害者

TBSディレクター 斉藤 道雄

　テレビ局で報道番組をつくっている斉藤といいます。現在「ニュース23」という番組をつくっているのですが，その中で何度か精神障害の問題を取り上げています。主に北海道にある「べてるの家」を取材しながら，精神障害とは何なのか，精神障害者というのはどのような人たちなのか，ということを伝えています。

　私たちの伝えるものがこれまでの報道と何か違っているところがあるとすれば，それは，取材に応じて出てくださる方々が全員，顔を出し，実名を出し，病名を出してくれているということです。つまり，従来の精神障害に関する番組とは違って，皆さんの普通の姿を伝えられているのではないかと思っています。とはいえ，マスコミというのは一番遅れた取り組みをしているところなので，当事者の皆さんからいろいろご批判をいただければと思います。

1. 陰語が意味するもの

　ひとつ例をあげます。マスコミの世界，ふつう私たちはメディアといいますが，新聞でもテレビでも，メディアの世界では精神障害者のことを「マルセイ」と呼んでいます。この言い方は非常に差別的な感じがあるということで，一部ではこの隠語の使用をやめようとする動きもみられますが，業界用語としてはいまだにかなり使われています。具体的な例でいえば，殺人事件の犯人に精神障害が疑われたとき，取材記者は警察に「犯人はマルセイですか」と尋ねます。警察の担当者は「おそらくマルセイでしょうね」などと答えます。この用語は犯罪や事件とのかかわりで使われてきた警察とメディアの隠語なのですが，「セイシンショウガイシャ」という長い呼称を使うより「マルセイ」のほうが簡単で便利だったということもあるでしょう。しかし，私はこの隠語にはもっとずっと深い意味があると思っています。それはこの言葉が「隠されるべき存在」としての精神障害者を象徴しているからです。

　精神障害者の人たちは多くの場合，ストレートにメディアに登場することはあまりありません。また，メディアにとっても彼らは，できればふれたくない，扱いにくい人々として意識されています。精神障害者をやっかいな，忌避すべき人々として意識しているメディアのあり方はけっして健全ではないですし，場合によっては非難されるべき怠慢をふくんでいま

す。けれども，そうした非難や批判がつづいたところで，またそれゆえに，「マルセイ」という隠語は定着してきたといえます。

2．メディアの二重構造

　メディアというのは表面上，精神障害者の人権を守らなければならないといいつつ，陰では「ああ，マルセイか」といって，彼らがかかわる事件や事象の報道をことさら避けようとする二重構造を作りだしてきました。こうした二重構造は，精神障害に根深い偏見をもつ社会と，そうした偏見に強い異議申し立てを行ってきた当事者のはざまで，メディアがみずから作りだしたものだったのですが，そうした表と裏のある構造は，精神障害者がなんらかの事件を引き起こしたときにはあっけなく破綻してしまいます。たとえば2000年5月に起きた西鉄バス乗っ取り事件で，メディアはここぞとばかりに精神障害者の問題を取りあげたのですが，このときの過剰な，あるいは平衡感覚を欠いた報道には，当事者の多くがいろいろな違和感を覚えたことだろうと思います。

　このようなメディアの姿勢は，たぶんに精神障害者に対する社会の見方を反映した結果でもありますし，メディアに対する一方的な非難で解決されるべき問題でもありません。バス乗っ取り事件の直後，容疑者の少年に社会的制裁をもとめる空気は瞬間湯沸し器のように高まって，一時的とはいえ冷静な議論を展開することは困難でした。もとはといえばそのような事態は日ごろメディアが社会とのあいだで培ってきた共依存の結果でもあるのですが，奔流のように盛りあがる社会の情動の前にはメディアといえども簡単にその限界を露呈してしまいます。

　しかし，そのような限界があるとはいえ，メディアは精神障害者を視聴者や読者に対してどう伝えるのか，日常的な議論を進めなければなりません。精神障害者とメディアとの関係を二重構造のなかに押しこめてしまうのではなくて，もっと率直でオープンな関係におきかえるためにはどうすればいいのかを考えなければならないのです。

3．無知から忌避へ

　このような問題がなぜおきるのか。目をむけてすぐわかることは，メディアが精神障害についてほとんど何も知らないということです。私自身はしばらく前から精神障害者とよばれる人々についての取材をはじめ，この数年は継続的に当事者グループとの交流を重ねています。けれどもテレビであれ新聞であれ，メディアを見渡したとき，似たような取材を続けているジャーナリストはほとんどみかけません。精神障害はやっかいで不毛な取材対象とみなされていますし，メインストリームを目指すジャーナリストは目を向けない不人気なテーマ

になっています。私にしても，この世界に踏みこむまでは精神分裂病と精神障害の区別すら知りませんでしたし，区別することの意味も知りませんでした。この問題については差別と偏見のかたまりのようなものだったのです。

　なぜこの問題がこれほど不人気かについてはいくつもの原因をあげることができます。ひとつはあきらかにメディアの怠慢のせいです。記者やディレクターはだいたい，精神病や精神障害について何ひとつ調べたこともなければ関係する制度や法律も知りませんし，まして当事者に直接あって話を聞くこともありません。まず知識がないし，その障害がどういうものなのか，その人たちがどういう人なのかを理解しようとしてこなかったという怠慢があるわけです。

　またそれだけでなく，メディアにかかわるものの多くは，はじめから精神障害についての誤解と偏見をもってこの世界にやってきているともいえます。そしてそうした認識を見直すこともなく，精神障害についての虚像や虚構を再生産する作業に巻きこまれていきます。結果として精神障害者は，「何をするかわからない」不気味な人々というあのステレオタイプで描かれ，理性も判断力も失った「危ない」人々であるというイメージが反復固定されていくことになります。しかもメディアはそうしたイメージを作りだしているのがメディア自身であることを忘れています。つまり，メディアといえどもこの問題について一般社会となんら変わらない視線をもっているということです。

　とはいえ，そうした無知と偏見が，たんに怠慢のゆえに維持されているというわけでもありません。そこには，この問題をできることなら避けて通ろうとする思い，かかわりになることを恐れる気持ちが強く働いていることも指摘しなければなりません。たとえば事件を取材する記者は，それが「マルセイによるもの」とわかった瞬間，「ああこれはやめておこう」と考えてしまいます。精神障害者の問題はタブーであるとはいわないまでも，きわめて制約の厳しい分野ですし，素人が不用意に足を踏みいれればたちまちトラブルに巻きこまれ，地雷を踏んでしまうのではないかという警戒感がはたらきます。不用意なニュースコメントや記事が精神障害者の人権を侵害してしまった場合，担当記者は糾弾され，青くなって弁明し，謝罪し，処分されるという破滅的な事態に遭遇します。実際，そのようなことが身の回りでも何度か起こりました。記者やディレクターのほとんどは，同僚や知り合いのだれかれが地雷を踏んだ事例を見ているし，それがどれほどたいへんな事態を引きおこすかを十分知っています。

　メディアだけでなく，程度の差はあれ警察や司法にもこのような感覚は共通していて，このやっかいな問題に遭遇した関係者は「マルセイ」という隠語を使ってたがいに問題の所在を知らせあい，「注意」を喚起して事態を「了解」しあうという構図ができあがっているわけです。

4．代弁者への依存

　メディアと精神障害の関係を希薄なものにしているもうひとつの要素としては，代弁者の存在があげられると思います。もちろん，今日みられる事態はメディア自身の責任によって引き起こされたものであり，決して代弁者に帰すべき問題ではないのですが，精神障害にかんする報道がたいてい，とおりいっぺんで現実感を伴わないのは，取材のすべての部分が基本的には代弁者に依存しているという事情があります。

　代弁者とはすなわち当事者の家族であり，同僚や友人であり，担当する精神科医や医療関係者，警察，専門家とよばれる人々のことです。精神障害はかくも難解な病気で，素人が及ばぬ専門性の聖域にあって，誰かに解説してもらわなければ，とても手がかりのつかめない世界ででもあるかのようです。おまけにそこは人権の厚い壁によって取り囲まれています。そんなわけで，メディアは精神障害者が事件を起こしたとき，本人に直接取材するのではなく，その周囲をさまよい，現象の表面をなでまわし，いくらかの代弁者に話を聞いて取材をすませるようになってしまいました。

　事件の規模が大きくなれば，やむをえず容疑者の治療状況，病名，経過，責任能力の程度などがあれこれ報道されることもあります。しかしその場合でも，家族や友人知人，関係者の何人かが口を開くことはあっても，当人が話を聞かれたり取材の対象になるということはいっさいありません。事件の被疑者なので話ができないという場合もありますが，ほかの事件の場合，たとえば「17歳の殺人」などが起きれば，メディアはこぞっておなじような境遇の仲間や友だちから話を聞き，ことこまかに事件の背景を報道しようとします。けれども精神障害者がかかわる事件では，そもそもそのような取材が企図されることはありません。精神障害者は本人もその仲間も，まるで言葉をもたない存在であるかのように，またその言葉はすべて了解不能であるかのように，はじめから迂回され代弁されてしまうのです。

　ではそうして伝えられたことが事件の真実でしょうか。いやちがう，そんなものではないという声が，何よりも当の当事者のなかから出てくるのではないでしょうか。精神障害の当事者について家族の語ることは，そのかぎりでは事実であるとしても，それがいつも本人の切実な思いを捉えているとはかぎりません。少なからぬ精神障害者は，担当医に本当のことをいえないし，いっても理解してもらえない。家族，友人知人，医療関係者などが語る精神障害者の姿が，必ずしも的を得ているとはかぎらないのです。しかもそれをそのまま伝えるのならともかく，メディアはおおむね陽性症状としての幻聴や妄想など突出した現象をなぞるだけで，肝心なところは「心の闇」とくくって終わらせてしまいます。そのようなリアリティを欠いた報道で，精神障害の現実をどこまで理解し，周囲と社会との関係性のなかで捉えることができるのでしょう。精神障害者はこうした二重三重の人間疎外ともいえる状況の

なかで，徹頭徹尾，社会とメディアと，そしてときには自分自身からも発言の機会を奪われているのです。

5．匿名報道と通院歴

このような状況下で現実に起きているのが，精神障害者の匿名化という現象です。日本のメディアは精神障害者が犯罪を犯しても，人権保護という名目のもとに彼らの名前と顔を報道してきませんでした。なぜなら，彼らは刑法39条によりその責任を問われず，あるいは減免される場合があるからです。犯罪者でもない人間の顔写真を載せ，名前を伝えることは，人権の侵害であり社会復帰の妨げになるという考え方から，匿名報道の原則が守られるようになりました。たとえばTBSの「報道倫理ガイドライン」1997年版は次のように規定しています。

「精神障害者が犯罪の容疑者となった場合には，原則として匿名を選択する」

ところがこの匿名性と引き換えに出てきたのが「通院歴報道」だったわけです。事件を起こした精神障害者の名前や顔は伏せるが，そのかわり「精神病院に通っていた経歴がある」などと付け加えるやり方です。そうすることで犯人は精神障害者であり，それが理由で匿名扱いにしているのだと視聴者や読者に伝えるしくみでした。そして世間も，そうか，「そういう人」が起こした事件だったのかとひとまず納得することになりました。けれども「通院歴報道」には重大な欠陥がありました。それは結果として，「精神科に通院していた」ということと「犯罪」とを直接結びつけてしまったということです。いうまでもなく，精神障害があるということ，あるいは精神科に通院しているということと犯罪とは，何の関係もありません。精神科に通う患者の大部分は，内科に通う患者の大部分とおなじように，犯罪とは無縁の日々を送っています。にもかかわらず，たまたま事件を起こせば精神科は匿名で報道され，内科は実名で報道されます。そして匿名の場合，その言い訳として，メディアは精神科に通っていたなどの経歴を伝えるようになったのです。

この報道パターンは精神障害者一般，とくに精神科に通院する人々に対しての，著しい偏見を助長することになりました。当然ながら当事者団体や家族会は強い抗議を繰り返し，その結果ここ数年，ようやく「通院歴報道」は影をひそめるようになりました。TBSでは1999年に改定された「報道倫理ガイドライン」で，精神障害者の報道については次のように規定しています。

「実名・匿名の判断は慎重に行う…いずれの選択を行う場合でも，放送では原則的に通院歴・治療歴または病名等は明示しない」

付け加えると，最近私たちは精神障害者であろうとなかろうと，犯罪の容疑者はすべて実名報道を原則とすることを検討しはじめています。

6．司法の疎外

それでは，精神障害をもつ当事者は匿名性が守られ，通院歴が報道されなければそれでいいのかといえば，ことはそれほど単純ではありません。そこには匿名性こそが当事者に対する差別をより深化させているという懸念や，犯罪を犯したものは精神障害者であろうとなかろうとみな等しく裁かれるべきではないかといった根源的な主張が，当の精神障害者のあいだから起こっているからです。

むろん犯罪と精神障害者，そしてこれを伝えるメディアと社会の関係についての議論ははじまったばかりですが，当事者の考え方も必ずしもまとまっているわけではありません。それに肝心の当事者は，ほとんどが病気の治療や社会復帰にエネルギーをとられ，このような問題を考えるだけの余裕をもちあわせていないのです。にもかかわらず，この問題は社会と精神障害者のあり方を考えたとき，核心にふれるテーマを含んでいますし，決して避けて通れない問題であるように思われます。

私が取材した北海道の早坂潔さんは当事者として，精神障害者であっても事件を起こしたら顔や名前を出すべきだといっています。

「立場上，私は顔，映したくないとか，名前を伏せてとかいう人がいるかもしれないけど，僕はどっちかというと出してほしい。精神障害者が殺人をしても，ちゃんと警察に自首して，ちゃんと罪をほろぼして，ひとりの人間として社会に出てこればいいなと思う。殺人をした人も苦しみもあるし，寝られない日々もあるしね，やっぱりその罪を，その罪という壁があったらそこを通りぬけ，ぐるぐる回ってるんじゃなくてね，それを壁をぬいて（通りぬけて），もっと警察官の人たちとか裁判官の人たちとか話しあってね，もっと，ひとりの人間としてみてほしいなと」

当事者のなかから，匿名での扱いや通院歴報道をやめ，自分たちを司法制度においても「ふつうに」扱ってくれという声が聞かれるようになりました。沖縄県の若い当事者である添盛康大さんはこう述べています。

「いちおう，われわれにとっては苦言なんですけど，ちょっと不利にすることなんですけど，われわれが犯罪を犯したら，精神に障害があるってことで死刑にならなかったり

するんですけれど，そういうのも健常者と一緒に扱ったほうがいいと思います。同じように扱っていったほうがいいと思います」

ここには，精神障害者であっても別枠で保護されるのはおかしい，事件を起こしたら自分たちも法のもとで平等に裁かれるべきだというストレートな気持ちが表明されています。もちろんこれには反論もあり，こうした主張はまだ少数派かもしれません。けれども東京の当事者グループのリーダー，山瀬立春さんは，こうした点について議論を深めています。

「基本的にぼくがいちばんいいたかったことは簡単です。イタリアのほうでは精神障害者自身に，そういう障害を持っていたとしても，きちんと裁判を受けさせて刑罰を科すらしいんですよ。しかし…刑事事件として処理するのと平行して，治療もきちんと施していく，そういう二本立ての平行のシステムでやっているのを聞いて，ぼくら，いまいちばん理想的な措置のやり方のひとつかなあと，みんなで思って」

ここでは精神障害者を単純に健常者なみに処罰すべきだというのではなく，「裁判」を受けさせること，そして必要なら「治療」も受けさせることが等しく大切だと指摘されています。逆にいうなら，いまの日本では事件を起こした当事者がきちんとした裁判や治療を受けるのはきわめてむずかしいわけです。その背景には，警察や検察一般の無理解という事情もあります。しかし日本に特徴的なことは，警察官や検察官が精神障害者の起こした事件について立件しようとせず，起訴を見送る傾向が強いということです。つまり精神障害者は，事件を起こしてもよほどのことがなければ門前払い，裁判にもかけてもらえないということになりかねないのです。裁判を受けることができないというのは，この社会のなかではじめから「お前は何をしようが責任を負わなくてもいい」といわれているようなものですし，保護者規定のあり方とともに精神障害者が「一人前の人間とみなされていない」ことの証左になっているのではないでしょうか。

7．39条とは

メディアと精神障害者の関係は，日本ではもともと刑法39条が起点になっています。そのこと自体，実はかなり問題なのですが，それ以上に問題なのは，日本のメディアが当初からその条文を拡大解釈していたということです。刑法39条はたんに「心身喪失者の行為は罰しない，心神耗弱者の行為はその刑を軽減する」と規定しているだけで，心神喪失か心神耗弱かは最終的に裁判所が決めることとされています。ところがメディアは，自らの仕事の迅速性，簡便性のため，裁判に先んじて彼らが「だれでもいつでも心神喪失」であるかのよ

うに想定し，この想定のもとに匿名報道の原則を打ち立ててしまいました。だれでもいつでも心神喪失と想定することは，精神障害者はすべからく責任無能力とする錯誤に満ちた視点を広める結果にもなったといえます。

　匿名報道と，その根拠となった刑法39条の規定を当然のことと思い込んできた私にとって，この法理に疑念をはさむ当事者がいると知ったことは少なからぬショックでした。もちろんそうした声は一部の当事者に限られていますし，39条の規定そのものは有効性を失っていないし改正すべきだとも思いません。けれどもこの条項に依拠して精神障害者の報道を行ってきた私たちメディアは，当事者が何を考えているかを知ることもなく，また知ろうともせず，いつのまにかリアリティを失った報道を続けてきたのではないでしょうか。そうでなければ，「少なくとも裁判は受けたい」という彼らの声に驚くこともなかったはずです。

　実際，これまで取材したわずかな範囲でも，殺人事件を起こしながら裁判を受けられず，そのことをいまだに悔やんでいる精神障害者が少なくとも二人いることを私は知っています。犯罪を犯したら刑務所にいくか病院にいくかと問われ，即座に「刑務所」と答えた当事者の友人もいます。精神障害者は世間が無責任に想像するように，刑法39条やメディアの匿名報道によって自分たちが「守られている」とは必ずしも思っていません。当事者の立場からすれば，メディアの匿名報道が彼らの人権を進めたというよりは，匿名性ゆえにつきまとう無定形な精神障害への差別意識を広めてきたという面がありますし，精神障害者を起訴しようとしない司法システムが人権を守ったというよりは，彼らを無視し自立を阻んできたのではないかと思える面があるのです。そうしたメディアや司法のあり方は，精神障害者の人間性をその核心の部分で深く傷つけているのかもしれません。

8．当事者に聞く

　精神障害者をめぐる世間とメディアのあり方はじつに多くの問題をはらんでいて，それが相互に重なりあい，絡まりあっています。精神障害者への差別と偏見は根強く，社会参加は進まず，それを本人のせいにする周囲の無理解があり，そうした構図を固定するメディアがあって，それらの要素はたがいに結びつき，閉じた円環をなしているかのようです。この膠着状態を解く糸口は簡単にはみつかりそうもないし，問題の解決にはひとつふたつの要素を考えてもはじまらないのかもしれません。けれどもメディアの立場からこの状況を見たとき，とりあえず向かうべき出口はひとつしかないように思います。

　それは，なによりもまず精神障害者の声を聞くということです。医者や専門家などの代弁者ではなく，精神障害者本人の生の声に耳を傾けること，そして彼らを知ること。そこで何が語られ，何が問われているかを理解しようとすることです。代弁者ではなく，解説書や伝聞ではなく，当人に聞いてみること。たしかにそれは，少なからぬ時間とエネルギーを必要

とする作業にはちがいありません。彼らは決して饒舌ではないし，そのことばはときに意味不明でもあります。寡黙のなかのひとことから，その人のたどった生活史や背景を読みとる謎ときのような作業を強いられることもあります。場合によっては口を閉ざされてしまうこともあるでしょう。しかしそうした作業は，相手が精神障害者であろうとなかろうと結局はおなじことなのです。メディアはどっちみち彼らの話を聞くところからはじめなければならないのですから。

　そのようにして彼らの話に耳を傾けたとき，そこにはメディアが作り出してきたイメージとはまったく異なる精神障害者の新しい姿が浮かび上がってきます。彼らの話のなかから，このやっかいな病気と遭遇し，苦労を重ねてきた人々の素顔が少しずつ目の前に現れてくるのです。具体的なことばによって捉えられた彼らの姿は，もう「何をするかわからない」とか「不気味」だとかいわれるあの漠然としたステレオタイプのくりかえしではありません。それぞれに異なる輪郭と息づかいをもつ，ひとりの人間の生身の姿です。そして不思議なことに，そのような一人ひとりの人間が見えてくるにしたがって，精神病や精神分裂病とよばれる正体不明の病気概念がしだいにその影を薄くしていって，そこにそれぞれの当事者がかかえる，生きるうえでの苦労，問題，生きづらさといったものが具体的な形をとって見えてきます。

　私たちの目の前に一人ひとりの当事者が姿を現すとき，彼らはそれぞれに「顔」と「名前」をもっています。病棟のなかであれ町のなかであれ，顔と名前をもって生きる人々が自らについて，仲間について，病気について，そして暮らしについて語りだすとき，「精神障害者」という抽象的な存在は幻だったかのように私たちの目の前から消え去ります。そのあとに現われる，きわめて日常的な世界。おそらくメディアはここから彼らとのかかわりをはじめるべきなのでしょう。

東京シンポジウム

行政の立場から

国立がんセンター運営部長　三觜　文雄

　私は1999年の3月まで精神保健福祉課長をしていました。今回のシンポジウムで日本の5つの活動報告を聞きましたが，結論的にはわれわれが行政的に目指しているものと皆さんの考えとはほぼ同じであることを最初に申し上げておきます。特に北海道とやどかりの里とこの二つが全国になぜ広まっていかないのかということが今後の課題だと思いますが，その前に行政サイドがどういう認識を持ってこの問題に取り組んでいるかということを若干お話しさせていただきたいと思います。皆さん方は，厚生省（現厚生労働省）がどちらかというと精神障害者の社会復帰について熱意がないからこういう体たらくに置かれているという思いでいると思います。

　しかしながら私も25年前に精神科を選んで現場で働きましたが，国で制度面から直すことが一番効果的であると考え現場経験4年を経て昭和54年に厚生省の精神衛生課というところに入りました。

1. 厚生省の目指すもの

　そのとき，今では目黒ハウスといったほうが皆さん方記憶に残っているかと思いますが，昭和54年の社会復帰政策の今日の走りの精神障害者の社会生活適応施設という覚えにくい名前の，今でいう授産施設になりますけれども，それを9カ所予算をとったのが私の厚生省での最初のスタートでした。しかしながら，学会を初めとして反対に遭い，たったの1カ所，国の強い働きかけで熊本県につくらせたのが記憶に残っています。本来，精神医療の関係者が，厚生省の考えた案がたとえ完全な形ではないにしろ，いずれにしても入院医療中心の日本の精神医療を変えていくことの目的のために少しでもそれについて協力していただいていればその後の展開は大きく変わったのではないかと思います。

　その後，昭和63年に法改正が行われましたが，その間十数年間は精神科の社会復帰関係については空白な状態が続いたのではないかと思います。これは何も厚生省がさぼったわけではなく，やはり精神医療のメジャーのグループたちがその辺について真剣に取り組んでくれない。普通の外科学会とか内科学会とか他の学会はきちんとした学会ですが，日本の精神神経学会は様々な立場の方々が対立していて行政サイドからみるとどうしようもない学会で

す。この学会が健全に機能しなければ，日本の精神医療はよくならないと私は考えていますし，また36万床のうちの9割を占めている民間の精神病院が大きく変わっていかない限り，日本の精神医療の21世紀はありません。

いずれにしましても精神障害者の社会復帰対策について，厚生省としては相当考えているわけですが，精神医療の中核を担っている民間の先生方がどう受け止めどのように進めていくのかが今後の方向に大きくかかわってくるのではないかと思います。

今回の先駆的な5つの活動よりも当然現実はもうちょっと手前の段階にあるわけですが，私は一応平成11年の法改正を手がけた中で大きく従来の63年のときの改正と匹敵するくらいに，精神医療の本質的な面において精神科の流れをかえ得るものを盛り込んだつもりです。

2．移 送 制 度

その第一は移送制度。保健所の関係者をはじめとして，皆さん方は現場ではまだ反対しているところもあって，あまり動いていないようですが，地域に密着して精神障害者をサポートするというときに，関係者以外の人々は何を感じるかというと，こういった人たちが具合が悪くなったときにいつでも精神病院に入院させてくれるシステムがあるかどうかということ。言葉づかいは悪いですけれども，安全保障ですね。一般の社会で暮らしている人たちがこういう人たちを，平時は受け入れられますが，具合が悪くなったとき，緊急時にわれわれ医療関係者が責任を持って対応しうるシステムが構築されているかどうかということが非常に大きく関与します。

そういった意味で精神科救急システムを本当は法定化したかったのですが，ごく一部の人に反対されましてできませんでした。けれども，その一部が移送制度という形で残っているわけです。いずれにしても多くの入院患者，調査によっては入院患者の3分の1は退院させられる病状であるというデータもあるわけで，それが退院させられないのは，ひとつは社会的受け皿がないということが大きくありますが，もう少し日本の精神科医はハードル，すなわち退院の基準を下げるべきだと私は考えています。この退院の基準が下げられないのは，再入院のときに精神障害者の家族や関係者が苦労を多く経験しているために慎重にならざるを得ない面があるからとも考えられます。病状が悪化したときにいつでも対応できる医療システムがあれば，精神障害者の退院基準は引き下げることが可能と思われます。このためにも精神科救急システムの充実と移送制度の確立が必要なのです。今後の精神医療の変革と地域に密着した社会復帰施策を進めていくためにも，都道府県における移送制度の取り組みが重要な課題となります。

3. 病院の開放化

　今，病院の開放化ということが言われていますが，私は個人的には病院は全部閉鎖でいい。そのかわり閉鎖病棟に入れざるを得ない病状の人だけを入れる。開放でごまかしごまかし入院医療をやっているというのがむしろ望ましくないのではないか。開放と称して本来開放処遇できる入院患者というのは，むしろ社会復帰施設関係のもので対応可能ではないかと思っています。基本的には精神病院の機能は，問題行動等があって行動制限を要するような病状にある方を入院させる施設ともう少し限定すれば，今の35～36万床というのは当然要らないわけですし，必然的にかなり減ってくるのではないかと思うわけです。その辺のところを精神科医がきちんと考えてもらえるような議論が今後どう展開できるかということがひとつあるのではないかと思います。

　この20年間を見ていまして，量的にはまだ足りませんけれども，平成8年から障害者プランということで，社会復帰関係の施設を計画的に増やしていますが，これによってもほとんど入院患者は目立って減らないという状況です。そこはおかしさを感じるわけです。デイケアも含めて2万か3万床ぐらいは本来減っていないと数的にはつじつまが合わないのですが，その辺が減らない。

　一方では老人性痴呆の患者さんが分裂病にかわって入院しているということもひとつ要因としてはありますが，もう一方は分裂病を発症する世代の人口がこれから急減するわけです。青年期の人たちが急減しますので，いずれにしても新規に発病する人口が減っていくことは目に見えているわけで，いずれにしても精神科の病院は必然的に減らざるを得ない。

　そういう厳しい状況で今，彼らは運営を考えています。それが精神病院という名において病院としての機能を維持できないような病院も病院と称しているところが2割ぐらいあるわけですが，そういったものはもうやめていただきたいというのが私の在任中からの考えであり，社会復帰関係のほうに病院を転換する。というと，また形をかえた収容施設をつくるだけではないかと批判されるわけですが。

　しかし，われわれ行政を行う者としては，精神病院の100や200つぶれても構わないと言いたいけれども，言ったら終わりなんですね。そこはやはり日本の社会というのはドラスティックに変えることにはなじまない社会ですので，既存の精神病院，病院の機能を維持できないような病院についてはほかの福祉的なものに切り替えてほしいということを，私は日精協に向かって具体案を示しているのです。ほぼ理解はされていると思うのですが，あと1年いれば大体実現できたかなと思うのですが，今はそういう段階です。

4．市町村による社会復帰事業

　それからもうひとつ，法改正の中で市町村の事業として社会復帰の事業を位置づけたということは大きいのです。やはり市町村の役場の人たちは法律にないことはやりたがらない。今までは県レベルの仕事が市町村に下りますと，47都道府県が一挙に3300に増えるわけです。現実の活動などを見ていると，やはり市レベルの取り組みではないかと思うわけです。そういった考え方からいたしますと，今回の法改正の中で市町村の事業として法律で位置づけたことによって，実際に皆さん方が現場で活躍されるときに交渉相手として市町村を相手にして仕事ができるということです。

　その中で，ひとつは在宅福祉について今回明確にしました。次の段階は，箱ものも含めてになろうかと思いますが，今回は在宅の精神障害者の福祉について市町村の事業とするということに決めたわけです。これは平成14年からですので，まだ実際には動いていませんが，精神障害者に対するホームヘルプサービスというのは一部試行事業で市町村の事業として行っておりますが，これもなかなか売れていません。

　介護保険でてんやわんやしておりまして，日本の社会は死にゆくお年寄りのためには一生懸命やりますけれども，社会で困っている若者については，特に母子保健などを見てみますと，お年寄りにすべてお金がいって，これから社会を担う人々のためにあまり金を使うようなシステムになっていません。私が7年前に母子保健課長をやったときに，お年寄りに6兆円，子供に1兆円でした。で，私は，誤解されると困るのですが，その6兆円というのは死に金であると。母子保健の1兆円は20年後に大きく返ってくる。これは投資であると言ったのですけれども，あまり皆さん聞いてくれませんでした。そういったことで同じ福祉的なお金の使い道についても精神障害者のためにはなかなか回ってこないのが実態です。

　平成の精神保健福祉法になったときには，措置入院の公費負担が保険優先になったわけです。そのときに社会復帰関係の予算に回すということになっていたのですが，その分が全部来ておりませんでした。本来は大蔵省とはそこで勝負しないとだめなんです。その後身体障害者と精神障害者と知的障害者も含めて3障害をイーブンにする，同じであるということで厚生省は組織がえをしました。その意味は，遅れている精神障害者に対して身体障害者並という要求の仕方が一番わかりやすく相手ものまざるを得ないということで平成12年の福祉関係の予算は45％伸びています。厚生省全体が3％のところを45％伸びています。これは3年間続きます。そういったことで3障害横並び。身体障害者は「精神障害者とおれたちは違う」といってまた差別しているのですけれども，そういう流れの中で他の障害者に差別されないようにうまく説得していくということが，われわれ精神保健関係者に課せられていることであると思います。

もう1点，一番重要な地域支援センターですね。これも昨年の法改正で法定化していまして，従来は既存の社会復帰施設に併設でないと認められなかったものです。今回独立型ができるということにしたと同時に，施設センター長を1人張りつけるというように書いています。こういった流れの中で，これが平成14年までには2次医療圏に2カ所ずつですから，全部で680つくる予定になっているのですが，まだ140ぐらいしかありません。あと残された時間でどうやってつくっていくかということです。今後，地域で何らかの形で社会復帰を目指している障害者のために，地域生活支援センターをいかにつくって機能させていくかということが大きな課題になってくるかなということで，この辺の認識も厚生省と現場では一致しているのではないかと考えています。

おわりに

いずれにしても精神障害者を取り巻く環境は非常に厳しいものがあるわけですが，こういった地道な皆さん方の活動がだんだんと日の目を見ていくということです。きょう参加されている方々は非常に若い方が多いようですので，明るい21世紀には，きょう参加された20代の皆さん方が私ぐらいになったときには，ごく当たり前に精神障害者が普通の人々と同じように暮らしができるようになるのではないかということを期待しています。

東京シンポジウム

孤立に対するサポート活動

精神医療サバイバー＆保健福祉コンシューマー　広田　和子

　「精神医療サバイバー＆保健福祉コンシューマー」という肩書を 1999 年の 12 月から使っています。ここで手を挙げていただきたいのですが，私と同じように精神科や，または心療内科や神経科に通っている患者さん，ご家族の方，関係者の方手を挙げていただけますか？
　はいありがとうございます。では，それ以外の一般の方？
　いらっしゃらないわけですね。つまり，関係者の集まりというわけですね。
　5 つのベストプラクティス，発表されたお三方に敬意を表したいと思います。また，三觜さんの経歴を今うかがって，あっ，そういう思いで厚生省に入られたのか，だったら精神保健福祉課長として，これまでの日本の精神障害者の施策について，謝罪するために頑張っていただきたかったと感じました。なぜ，謝罪していただきたいのかと申しますと，私自身もそうですが，精神科の患者が医療の中で傷ついたり被害を受けているからです。

1．精神医療サバイバーとは

　私は精神医療サバイバーと名乗っていますが，精神医療サバイバーとは，鍵や鉄格子に象徴される閉ざされた自由のない精神科病棟から，地域社会に生還し社会的復権を果たせた人だと捉えています。
　サバイバーの中には屈辱の体験から精神科医療での治療を拒否する"反精神医療"に進む人がいます。一方で自分の受けた辛い体験を活かして"安心して利用できる精神科医療に"しようと活動している人がいます。私は後者の一人です。
　もちろん"反精神医療"に進んでも安心して利用できる精神医療にしようと活動している仲間もいます。私は出社拒否の状態で色々なことがありましたが，価値観も異なり，心配症が病気とも思える母親が騒ぎだし，1983 年に家族の勧めを受けて，精神病院に通院しました。
　そして，1988 年にアルバイトを始めていたので母親に代わりに通院してもらったところ「本人をよこすように」言われたので，翌週に私が会社を休んで通院したところ，インフォームドコンセントのない医療ミスの注射を射たれてしまい，その副作用で緊急入院をしました。そのときの状態は，今思い出してもぞっとします。視力が 0.1 から 0.01 に下がり，聴力が低下し，嗅覚を失い，ご飯を食べてもみそ汁を飲んでも鉛のような味がする幻味と，「ア

カシジア」といって，居ても立っても座っても横になっても，居られなくて，最悪の時は一日で横になれたのは2時間位で，あとの22時間は涎を流しながら「死にたいのよ，死にたいのよ」と言いながら，背中を丸めて歩き続けていました。

　その注射を射たれて以後，今日もこれから一生毎日薬を多量に飲み続けなければならないという後遺障害を抱えています。

　三觜さんにお会いすると，よく「あんたは元気だ」と言われますが，私は元気な時しか外に出ません。しかもそれは午後以降です。一年中午前中はほとんど横になっているわけです。よほどのことがない限り，午前11時半に起きて，午後11時半に寝る生活です。12時間横になるようにしていますが，それでもまだ疲れます。例えば京浜急行や山の手線で座席が空いていれば，バックを枕に横になっているほどです。

　今日は，精神障害者を取り巻く業界で，すぐわかるような有名な活動をされている方々のお話がありました。その後でTBSの斉藤さんが「広田さんが名前を出したから来させられちゃった」と発言されていましたが，斉藤さんのお話しも私はとてもよかったと思います。ちなみに斉藤さんのお話しの中に精神障害者をマスコミは「マル精」と表現しているとありましたが，それは別にマスコミ用語ではないのです。もともとは警察の無線用語です。暴力団はマル暴さん，酔っ払いはマルヨさん，何でも「マル」をつけてますね。消防局からみた警察はマル警さん。それで先ほど三觜さんが精神保健福祉法34条"移送"を作ったというおはなし。本来は24時間の精神科救急医療を作ろうと思ったけれど，24時間の精神科救急医療システムができなくて"移送"ができたとおっしゃいましたよね。私は34条の移送は反対です。一番大切なことは国が精神障害者のことをエイズや他の重要なことと同じように，公共広告機構のスポットを使えばいいと思います。「精神の病56人に一人」。精神の病で心療内科，神経科，精神科に入院している人34万人と183万人の通院患者，合計217万人を厚生省は精神障害者というのですから。そうしたわかりやすいスポットをテレビで放映したほうがいいと思います。

2．教育の場で精神の病を

　そうしたことをおこなって，そして学校教育の中で「ご飯がおいしいか，良く眠れるか，お風呂に気持ちよく入れるか，悲しい時に泣けるか，うれしい時に喜べるか」などと聞いて，こうしたことがメンタルヘルスとか心の健康とかといってほしいわけです。

　健康診断などでこういうことを聞くのは無料です。このアイデアはお金はかかりません。それから，学校の教科書に「精神の病」を入れてほしい。お腹が痛くなったときに食べ過ぎなのか，飲み過ぎか，過労か，おなかが冷えたのか，と思えるように，熱が出たり，咳が出たときに風邪なのかインフルエンザなのかと思えるような，身近に精神の病を感じられるよ

うな形で教科書に入れてほしい。精神の病はポピュラーな病気なのに知る機会がないからです。そうした啓発や教育が何もないままに家庭でも学校でも地域でも精神の病のことが話題になることはない。何もない中で医療機関に連れて行かれて，インフォームドコンセントもないのに「患者が病識（病気の自覚）がない」というように全部患者のせいにされてしまう。家族には病名をいって患者には言わない。私はよくご家族から「『息子さんには言っていませんが，お母さん，実は精神分裂病なんですよ』と先生に言われているのですけれども，息子とケンカした時それを言ってやりたくなるのです。広田さんどうしたらよいのですか？」という相談を受けるわけです。

　皆さん笑ってらっしゃるけれど，それが結局"移送"につながるわけですよ。本来，医療がやらなければいけないことを家族に負担させて家族が怒って言うでしょう。息子は暴れるわけです。暴れると移送ですよ。そうではなくて，私が子供のころ父と母がよく夫婦ゲンカしてました。その時に父が暴れると，母は大家さんに逃げていました。すると，父は寝ちゃう，もう喧嘩相手はいないから。父親が寝ると母親を子どもが大家さんに迎えに行く。「寝たから帰ってきたら」。それがいいんです。それを"レスパイトケア"と言うんです。家族のための一時休息所のことです。それが精神障害者の場合も家族のためにも本人のためにも必要だと思います。

　患者が暴れると警察を呼びます。そして，警察官が来る。今，マスコミの方が警察より遅れている。神奈川県警，ちょっとこのごろ噂になっていますが，精神の人のことを"MD"と変えました。私が交番に行って「MDの意味を知っている？」と聞いたらお巡りさんが笑顔で「まるでだめお」と言いました。私が「何をふざけてんの」と言ったら，もう一人のお巡りさんが「"メンタルディスオーダー"の英語の頭文字を取っています」と答えました。「何で変えたの？」と私が聞くと，「精神の人の人権に配慮しました」と家の近くの交番の人たちは言いました。マスコミは精神障害者をあいかわらず叩いているので，「マスコミは権力よね」と記者たちに言うと，記者たちは「マスコミは確かに権力だけど私は無力感を感じています」とよく聞きます。私も「衛生行政や精神の業界に対して無力感を感じているのよ」と語っています。

　今日は私が今何をしているのかということをお話しさせていただきたいと思います。全日空のハイジャク事件，新潟少女監禁事件，佐賀バスジャック事件と，このところ大変残念な事件が発生していますが，すべてに共通しているのは精神障害者ということよりも，「孤立」だと思います。社会の中で孤立しているひとがたくさんいます。

　私はバスジャック事件のことで言えば，あれは容疑者が精神病院に入院していたということを報道せざるを得なかったと思っています。しかし事件を大きく扱うだけで掘り下げた取材ができていないと感じています。私はあの少年が学校でいじめられて，不登校になったときに彼の心を受け止める大人たちがいなかったことが残念だと思っています。そして町沢静

夫さんはおかしいと思います。あの医者は自分が患者さんを診もしないで家族の相談を受けて警察や医療機関に圧力をかけて入院させたと報道で知りましたが，それが本当なら絶対におかしい。

　私はかつて社会の中で孤立して精神医療を利用したところ辛い体験をしたから，事件や自殺を起こしてほしくないという視点で，相談を中心に色々な活動をしています。患者会の事務局や神奈川人権センターのケースワーカーという肩書もあります。それから横浜生活あんしんセンター，障害者110番の相談員という厚生省からお金がおりている相談も受けています。また自宅でも在宅の時は夜11時まで相談活動をやっています。そうした活動をしながら，私自身も今年に入って三回短期での休息入院をしています。私の場合横浜市がやっているショートステイを使うよりその短期入院の方がいいのです。ショートステイは場所が遠いし，「保健所を通せ」とか「主治医の意見書」が必要とか手続きが面倒なので。予約入院しています。皆さん笑っているけれど，そういうことが気軽にできれば社会的入院患者も減ると思います。長いこと入院していて退院するので不安な人によく会いますが，「いつでも短期入院すればいいのよ」と言えば退院できる人もでてくると思います。

3. ソフト救急の重要性

　自宅で相談をやっていて特に感じるのは，自分の意思で受診したり入院できる救急車で利用できるソフト救急医療システムが必要だということです。その時にサバイバーという言葉が生まれないような安心してかかれる医療が必要です。たまに，夜中に原稿などを書いていて電話をお休みにしないでいますと，「妄想がひどくてつらいから今から入院したい」と言ってきます。しかし私が住んでいる神奈川県内の場合，精神科救急医療は午後10時までで電話相談さえも午後10時で終わってしまいます。

　多くの患者は，任意入院以外の入院に反対していますが，私は多くの仲間たちの話を聞いて，本人の同意が取れなくても本人の人権を守るためにも入院をしなければならない時があると思います。しかしそれは刑法の監禁罪に匹敵するほどの行為ですので，必要最小限でなければいけないと思います。ところが精神保健福祉第24条に「警察官は職務を執行するにあたり異常な挙動その他周囲の事情から判断して，精神障害のために自身を傷つけ又は他人に害を及ぼすおそれがあると認められた者を発見したときは，直ちに，その旨を，もよりの保健所長を経て都道府県知事に通報しなければならない」という条文があります。

　この通報を受理した都道府県および政令指定都市が実施する救急医療システムを「ハード救急」といいます。精神保健指定医の診察によっては強制入院も伴います。例えば東京都の場合，「ハード救急」はありますが，本来優先されるべき本人の意志に基づく「ソフト救急」が夜間にはありません。私は患者の立場でソフト救急の重要性を痛感しています。

二年前に出会った警察官が昨年しみじみ「いやあ広田さんに出会うまで精神障害者という言葉を知らなかった」「じゃあ何を知っていたの？」と聞くと「精神異常者」。これは厚生省や地方自治体の衛生行政の責任だと思います。つまり全国的に 24 時間のソフト救急医療がないから，多くの精神障害者や精神の病のある人を警察が保護しているのです。神奈川県内の場合，先ほどお話したように夜の 10 時で精神科救急医療システムが終わってしまうのでその後は行く先がなく，医療機関ではない警察に行くしかありません。もし受診先さえあれば救急隊が搬送してくれる場合もたくさんあるのに行く先がありません。

　警察で保護された人が暴れていたりすると，泥酔者用の保護室が空いていればそこに入れられたり，また満室であれば警察官が押さえていなければならないから，「マル精」から「MD」と名前を変えても「精神」とつけば異常だと思うわけです。これは精神障害者と警察の関係を不幸にしています。

　家の近くの交番のお巡りさんたちに「私は精神障害者です」とカミングアウトしています。毎日出掛けるときに「今日はこれから東京に行ってきます。厚生省の前の課長も来る」と言うと，交番の人は「厚生省によく言って！」「ちゃんと 24 時間救急医療をやって欲しいと伝えて」と言いました。そのぐらい交番の人とコミュニケーションが取れていて，私の相談者はほとんど交番に来ます。

　例えば「『お前なんか生活保護をもらっているから人間以下だ。自殺しても仕方ない』と医者に言われた」と泣きながら電話がかかってきました。私が「交番に行ってて」と言って，交番に電話をしました。「今から 30 分後に大変な人が泣きながら行くけど入院の必要はないから交番に置いておいて」と言うと，交番の人が私が行くまでに「人は年がくれば死ぬんだ。自殺しちゃ駄目だよ。ひどいことを言う人がいるもんだな」と話してくれているわけです。全家連のレビュー 31 号にこのことが出ていますが，神奈川県警のその後がすごいのです。この業界の人より大したもんです。交番の人が何を言ったか。「女は化粧にどの位時間がかかる」。女の子は泣きながら「30 分」と答えると，お巡りさんが「今ごろぱたぱたお化粧してんじゃないのか，あれを着ていこうかこれを着ていこうか迷っているんじゃないのか」と言って患者さんを笑わせてくれているわけです。

　そしてすっかり患者さんが元気になって我が家に泊まって行きました。こうして精神科医療で傷ついたひとが交番で癒されているわけです。そのお巡りさんたちが，もっとすごく状態の悪い人が交番に来たとき，「交番で待ち合わせはいいけれど，病気は交番では治らない。病気は病院で」としゃれたことを言っていました。

4．自己決定の重要性

　私は弟妹たちと暮らせない 85 歳の母と一緒に暮らしています。そこにホームヘルパーが

入ってきました。この子を残して死ねないと精神障害者の親がよく心配していますが、相談を通して感じていることですが、精神障害者としか暮らせない親がたくさんいます。そこに介護保険でホームヘルパーが入ってくると自己決定が必要になります。「何をしましょうか」とホームヘルパーに聞かれます。そうすると高齢者が話相手を求めてしまう。そして仕事が進まない。わが家に来てくれたホームヘルパーさんにある日私は見かねて言いました。「私、精神障害者なんです。私の部屋はいいですから、母が掃除していた廊下とか居間もやっていただけませんか」とお願いしたらやっていただけました。

将来、精神障害者にホームヘルパー制度ができたときに一家に二人のホームヘルパーは要らないと思います。本人と家族の関係が良くなければ一人ずつでもいいのかもしれませんが、基本的には一家に一人でいいのではないでしょうか。すでに高齢者のためのホームヘルパーさんが同居している精神障害者のこともやっていただければ有り難いと思っています。

それと、患者会の事務局をやって感じていることですが、色々な仕事を病院のデイケアや作業所や授産施設に出していますが、それらの所でメンバーの力を出し切れていない。

メンバーの主体性とか自主性を出せていないと感じています。私がサバイバーになった後、企業で働いた経験があるから強く感じているのかもしれませんが。

私たちの課題について言えば本当に"無年金"を無くさなければいけないし、雇用率に精神障害者を入れるべきだし、独立した福祉法もできなければいけないし、欠格条項も無くさなければいけないと思います。そして何度も申しますが、いかに孤立を防ぐかが重要だと思っています。いろいろなグループワークができる患者さんはいいんです。企業でそれなりにやれる人、作業所やデイケアでやれる人、患者会にはいっている人、保健所に行ける人、そういう人はいいのですが。私は精神障害者が中心に活動しているバンドのマネージャーもやっていて、9月8日に韓国の国立ソウル精神病院でバンドが講演します。バンド活動のメインは練習で「下手だけど楽しい」をモットーに集まっています。それでもそこも合わないという人もいます。それで孤立していなければいいのですが、孤立しているような場合はマンツーマンのかかわりをしています。もちろん電話だけのかかわりもあります。だからとても忙しいです。電話相談は夜11時までかかってくるし、警察からも電話がかかってくる。「〇〇警察の〇〇です。〇〇という人を知っていますか」「はい」「どういう関係ですか」「友達です」と私が答えると「万引きしたから引き取りに来てください」「すみません、今起きたばかりですので1時間半位かかります」と言いますと、「交番であずかっていますからすぐ来てください」と言われ、急いでタクシーで行くわけです。

「叱ってくれましたか？」と、私がお巡りさんに聞くと「叱りました」とお巡りさんが答える。「みんな万引きができなくなる薬がほしいと言っているんです」と言うと、「そんなものができたら警察はいらない、二度と来ないでください」と私も叱られた。その叱られた姿を通して、万引きをした仲間が「広田さんまで叱られてすみません」という。だから行った人

が「あなたはいい人ですね」と評価されるよりも一緒に怒られる方が本人が身にしみる場合もあります。

　それと，テレビにでるとディレクターが精神の病の人を連れてくる。学校の教師に講演すれば教師の家族の相談を受ける，保健所の人と出会えば仕事の悩みを打ち明けられる。警察官に出会えば警察官の家族の相談を受ける。新聞に出れば読者の相談が増える。みんな悩んでいます。それを受けて私は地元の精神保健福祉センターや保健所を紹介します。

　どうしても私に会いたいと言われた場合は「ご本人と一緒に来てください。あなただけでなく，ご本人の話をうかがいたい」。何とかご本人を連れて来てもらって交番で待ち合わせをして，ちゃんこ屋で楽しく話を聞いたり，人前では嫌だと言う人には自宅に来てもらいます。

　ちゃんこ鍋屋さんはお金がないお客さんが一緒の時は，お金のかからない麦茶にしてくれます。スポンサーがいるときは私はウーロン茶を飲んでおいしい物を食べてお店からは喜ばれています。そのお店はお寿司もやっていてお昼ごろ又は夜食べていると他のお客さんに「公務員ですか？」と聞かれることがあります。そうすると私は「はい国家公務員です」と答えます。私は国からお金が出ている生活保護が生活費のベースだからです。

　あるときお寿司屋さんに「しょっちゅう来てくれるけど，あなたは何をしている人なの？」と聞かれました。もし精神障害者と名乗る場合，このときがチャンスです。私はきちんと「精神障害者です」と答えて，精神障害者の説明をするわけです。これが啓発になります。

　そのほかに私は生活保護制度を使いたいと言ってきた仲間のアドボケート（人権擁護人）として福祉事務所に同行したり，事件を起こして留置場にいる仲間に面会したり，殺人事件を起こした容疑者の支援者に頼まれて面識のない精神障害者にも面会しています。先程裁判の話がでましたが，心神喪失及び耗弱の疑いのある人の9割が不起訴だと聞いています。弁護士が法廷戦術で精神鑑定に持ち込むから，検事が裁判に勝つ見込みがないと判断すると不起訴にしてしまう。だから私たちは裁判を受ける権利もないわけです。

　もし私が事件にかかわってしまったときは精神の病いだからと強制入院とさせられるのではなくて，他の病気と同じように医療的な保護を受けながら，送検され，起訴されて裁かれたいと思います。私は睡眠薬などを飲んでも音がすれば眠れないという障害があるので留置場では眠れませんから，医療機関に入院させてもらってそれで取り調べを受ける。私の心身の状態に合わせて，起訴され，裁かれる。精神状態に問題があれば裁判所の判断で正式な精神鑑定をしてほしいと思います。

　精神障害者は疲れやすく，緊張すれば集中力，記憶力，判断力もなくなります。医療面での保護は患者を守るだけではなく，事実の解明にも必要です。

　今日見えている斉藤さんは詳しいと思いますが，97年の秋に横浜市が精神障害者の手帳

サービスで特別乗車券（バスや地下鉄の無料パス）を付けました。そのときに大手の新聞社が知的障害者に特別乗車券という見出しを付けた大きな記事を出しました。私は友人からそのことを知らされて横浜支局に電話を入れました。すると長く待たされ，電話口に出て来た人から「広田さん，精神障害者は差別用語なので知的障害者と変えました」と言われました。私が「私自身が精神障害者ですが精神障害者は差別用語ではありませんよ。せっかくの良いニュースですから明日訂正の記事を出してください」と言いますと，「今検討中です」と言われました。いろいろな面白い話が途中ありますが，私は横浜支局に行きました。そして「精神障害者の広田です」と入って行くと，相手は「広田さん，精神薄弱者は差別用語ですよね」と言われました。結局何もわかっていないことがわかりました。

　ですからマスコミの方々にお願いしたいことは，マスコミの倫理委員会でも何でもいいですから記者になったら是非勉強をしていただきたい。精神障害者とは何なのか，身体障害者とは何なのか，内部障害者とは何なのか，知的障害者とは何なのかということを。

　マスコミの皆さんにお会いすると「精神の業界はうるさくて嫌だ」とよく言われます。私もこの業界で目立つと叩かれるし，言論の自由がないと感じ，とても疲れます。そうした時に交番をはじめとする近隣の人にに支えられ，自分らしく，孤立している人と何とか繋がりながら活動を続けています。精神科医を含めた問題を感じているスタッフからも，たくさん電話をいただきます。何度も言うようですが，孤立ということに私は着目して活動をしています。

5．国は謝罪し，抜本した改革を

　最後になりましたが，保健福祉コンシューマーとは，精神障害者として保健所や作業所や生活支援センターなどの社会資源や私が使っている横浜市精神障害者住み替え住宅制度などのサービスや制度を消費している人，消費経験者のことです。冒頭申しましたが，この言葉を99年の12月から使っていますが，横浜市の関係者の方たちから横浜市ケアマネージメント専門委員会の委員の選考で「広田さんはあまりにも影響力があり，中の職員の意識を変えてしまうほどの発言力なので委員の選考から外れた」とうかがいました。それを巡って仲間たちの言葉に私自身が傷つき，体調が最悪になり3回の入院もしました。私が外されたと聞いた段階で自分のアイデンティティを確立するために，保健福祉コンシューマーという肩書きを加えました。

　コンシューマーという言葉はアメリカの公民権運動，女性解放運動，消費者運動そして障害者運動という社会運動の流れの中から誕生した背景を持っていますので多分に権利的要素を持っていると私は考えています。

　アメリカには90年に成立したADA法（障害を持つアメリカ人法）という法律がありま

すが，この法律はコンシューマーがサービスを拒否する権利を保証しています。ところがわが国の衛生行政は発言するだけで委員を外してしまうという意識なので，平成11年度の神奈川県の身体障害者と知的障害者の予算が260億円なのに対して精神障害者は29億円でした。横浜市は身体・知的障害者の予算が304億円で精神障害者が40億円です。川崎市は身体・知的障害者が116億円で精神障害者が13億円です。身体障害者は全国で317万人おられ，知的障害者は41万人おられます。精神障害者は全国で217万人いるわけですから約6割になります。しかし予算は一桁少ない。だからと言って身体・知的障害者の方のサービスが充分であるのかはわかりませんが，それにしても精神障害者の予算が少ないと思います。

私はADA法に魅せられて91年にセントルイスに行く機会に恵まれたのを皮切りに，95年にアイルランド，96年にニュージーランド，97年にサンフランシスコそして2000年4月に韓国ソウルに行って参りました。その中で海外に行くにつけて感じるのは，コンシューマーが自らの生き方を自己選択し，自己決定し自己責任を持つということが自立だということです。その時に単に精神障害者に限らず社会の中で生きづらさを持った人が誰でも駆け込めるシェルターの必要性を感じています。

今まで申し上げたことを実現するためには，たくさんの国や地方自治体の予算やマンパワーが不可欠です。東京帝国大学の呉秀三博士が1918年にこのような言葉を残しています。

> 「この国の十何万人の精神病者は，実にこの病にかかった不幸のほかに，この国に生まれた不幸を重ねるものというべきである」

この国の現状は21世紀を迎えた今も当時と何ら変わっていません。現在，精神科病棟に入院治療が必要ではないのに退院先のない精神障害者が十万人とも二十万人とも存在しているといいます。これらの多くの現実を厚生省自身が精神保健福祉行政の流れの中で述べているように，戦前はもとより戦後の1950年の精神衛生法制定以来，社会防衛，治安対策に重点が置かれ，精神病院への収容主義のもとで，精神障害者は長らく医療及び保護の対象としてのみ位置付けられて来ました。しかしその医療は問題が多く私のサバイバーとしての体験はただ単に私一人の問題ではありません。今までに精神医療を利用したことで多くの仲間たちが大変な被害を受けています。こうした遅れている精神医療を存続させて来た大きな原因が，精神科の医者と看護者が他科よりも少なくていいという法律や診療報酬の安さ，そして隔離収容施策です。私はサバイバーの一人としてこの国の精神障害者の施策について障害者本人や家族に謝罪し，抜本的改革をはかるべきだと思っています。

東京シンポジウム
質疑応答のまとめ

「知らせること」の大切さ

日本福祉大学社会福祉学部保健福祉学科　野中　猛

　満員の席に，実に多様な方々が集まり，時間を30分延長して，熱気あふれるシンポジウムとなった。参加されたすべての方々に感謝し，その実りを広く世間に伝えることがここでの役割である。公表するためにも，シンポジスト，指定討論者，ファーカス氏以外は，お名前とご所属を省略させていただくことをお許し願いたい。

　討論の時間軸に沿ってご紹介する。いくつもの参考になる視点が散りばめられている。ベスト・プラクティスとは，どんな点が良くて，良いのならどうして広がらないのか，広げるためにはどうしたら良いか，といった視点をシンポジウムの接着点とした。

1．行政施策への注文

　まず，先に行われた和歌山のシンポジウムの内容が百溪陽三氏より紹介された。その結論では，障害をもった者自身，家族自身が孤立しないことの大切さが訴えられた。そのために必要なのは，地域に散りばめられたソフトな支援を作ること，さらにそのためのマンパワーとそれを支える資金が必要であると述べた。二点目は，就労に関する支援を増やすべきであることが議論されたと言う。この際に，本来労働行政が行うべきことを厚生省に振り替えられているという問題が指摘された。後半でも，雇用率の算定に含めてほしいとの意見があった。これに対し，労働省としては導入したいのに，通産省や自治省がこれに反対の立場があることもふれられた。

　会場からは，一般国民に精神障害の適切な知識を広めるために，学校の教科書に現代的な正しい知識を載せてほしいこと，それを文部省に望むことが訴えられた。一方で，専門家としては，知識だけでは不足で，多職種チームによる臨床訓練の場が決定的に重要であるとの意見が述べられた。また，精神保健指定医になるために必要なレポートにリハビリテーション事例が入っていないことも指摘された。

　また，犯罪を犯した精神障害者の処遇を適切に行うことが全体のサービスを向上させることにつながるが，この問題を法務省が行わずに厚生省に任されている点もおかしいと指摘された。

2. 街づくり

　実際にかかわりやすく，しかもいまかかわっておく必要のある，市町村における政策決定に関して議論が発展した。

　帯広では，交通費の助成制度を立ち上げるのに当事者と家族が大きな力を発揮したが，実現には10年という年月がかかったこと，北海道では障害者会議を3年前から開催して意見が聞かれていることが報告された。また門屋氏は，実は人材は多いのに，いまは地域に展開していない点に間違いがあると指摘し，財源よりも理念の大切さを訴えた。

　埼玉では，当事者が会を組織して横のつながりができていること，公衆衛生審議会などに当事者を送り込みたいが人選が難しいことが話された。谷中氏は，もはや当事者がスタッフの役割を担っている事実と，今後は当事者との連携が重要になると述べた。

　板橋では，当然のように当事者が区の検討委員会に入っており，夜間グループが自然にできると，そこに区が補助金を出してくれることになったという。寺谷氏は，政策作成の場に当事者が参加しないことが不思議と思うこと自体が不思議であると述べた。

3. 家族の思い

　家族の立場から，利用者本人がグループになじめないことが問われ，谷中氏からは仲間集団自体は仲間をくるむ力がすばらしいと紹介された。作業所や支援センターのスタッフが適切な対応をしてくれないことや，今後ケアマネジメントの予算がついても，理念のないところに実施の予算がついてしまうのは恐ろしいという意見が述べられた。つまり，スタッフのトレーニング方法を具体的に知りたいという希望である。

　自分以外の家族がすべて精神障害者であるという聴衆から，地域のなかで隠さないことが大切だが，それを阻む最大の声は親族からあがったと紹介し，家族も，障害者自身も，自分のことを言う勇気を持っていたいと宣言された。

　家族自身も集まれるコミュニティルームが欲しいという意見，自治体に働きかける具体的な手順を知りたいという希望も出された。

4. ファーカス先生のコメント

　この段階でファーカス氏のコメントをいただいた。氏は，簡潔に要点をそろえて，教育と就労についてコメントした。

　教育は3つのアプローチに分けて整理した。①当事者とその家族のためには，実証研究の

情報を提供することと,互いの経験を話せる場が必要で,要は,病気の事実も知るが,互いに頑張っている事実も知る必要があると述べた。②専門家への教育には,大学教育にリハビリテーションの講座を組み込むべきだが,なかなか大変で,厚生省や文部省に働きかけるためには,家族や一般市民の声が必要であると述べた。③一般市民のためには,学校教育に加えて,マスメディアで取り上げて欲しい。しかも,悪い部分でなく,好意的な視点で,普通の生活の中で,取り上げることであると述べた。

就労についても3点を指摘した。①やはり,雇用の義務を設定する必要があること,②自分たちがビジネスを始めること,③政府と契約した仕事を作ること,などが助言された。この場合に,さまざまな仕事内容,幅広い職業という選択の可能性を作ることが大切であると述べた。

5．将来への展望

最後に,再び壇上のシンポジストと指定討論者に語っていただいた。

門屋氏は,むしろスタッフができないことをどのように当事者に伝えるのかという点にこそ専門家の技能があると指摘した。帯広の特徴として,すべてオープンにして誰もが利用できるシステムとしたことを強調した。行政に対しては,わかってもらうために,具体的な問題をいつもぶつけていく戦略の大切さをあげた。ケアマネジメントは,きちんと考えて実行しないと危ういという意見も述べられた。

谷中氏は,昨年改正された精神保健福祉法について,あらためて肯定的に評価した。しかし,数値目標や地域差の課題を挙げた。

寺谷氏は,問題点を見つけることばかりに集中せず,失敗を恐れず,利用者のためになる素敵なことを探して実施してきた体験を語った。ケースマネジメントの強さ活用モデルや,職員配置数の低さにもふれた。自分を支えた言葉として,村田氏の「ヒューマニズムに基づく好奇心と困難に屈しない冒険心が自分たちに必要だ」との表現を紹介した。

広田氏は当事者の立場から,実はわれわれは217万人,家族や関係者も入れると数千万人となって,「私たちはメジャー」なのだから,賢い読者,視聴者にならなければならないと宣言した。一方で,行政の委員会に出ても,当然の要求を出して委員を降ろされてしまう。これは他の障害者であれば団体に行政は攻撃される。そこが精神障害の場合に弱い。また,ケアマネジメントに関しては,自分はセルフマネジャーやグループホームの運営委員をやりたい。ほかにも,審議委員などは偉い人ばかりが出て,困っている人自身の声が届かないので,一般公募制が良い,アメリカよりもアジアの精神保健体制に注目したい,24時間のソフト救急のシステムをなんとしても作って欲しい,といった鋭い指摘が続いた。

三觜氏は,国家行政の立場から,役人は良く実態をわかっているが,精神保健担当は金も

人も配分されないし，他省庁からも押されてしまう。だから国民の激励が必要であると述べた。行政は国民よりも先に走るわけにはいかないとも述べた。

　斎藤氏は，ジャーナリストの立場から，浦河のベテルの家を取り上げ，当事者が変に保護されておらずに苦労しているところに大切な点があることを指摘した。その苦労を共にしてきた人々のコミュニティー，土壌の豊かさを感じているという。

6．司会を終えて

　シンポジウムの司会を終える言葉は，「知らせていくこと」の大切さであった。あらゆる場所で，病気の説明，家族への心理教育，親族への伝え方，職員や学生への教育，近隣との交流，行政との連携，マスメディアの使い方などなど，あらゆる機会を見つけ，わかりやすい表現で，悪いことも良いことも，知らせていくこと，ともに抱えること，考えること，創造することが最初の一歩になるのであろう。

　ベスト・プラクティスの活動は，こうした「知らせること」を地元でねばり強く続けてきた結果なのであり，われわれはこれらから学ぶものが実に大きい。さらに，そのシンポジウムの実りを「知らせていくこと」の大切さが本書の出版につながるのである。

第5章

世界と日本のベスト・プラクティスの比較

―日本の精神障害リハビリテーションの発展方向―

東京都立精神保健福祉センター　伊勢田　堯

1．世界のベスト・プラクティスの現状

「精神障害リハビリテーションに関する国際的実践活動集」（以下，「活動集」）は，アジア，オーストラリアとニュージーランド，ヨーロッパ，北アメリカ，アフリカ，南アメリカのベスト・プラクティスの現状を，その地域の専門家が紹介したものである。筆者らは，アジア，オーストラリアとニュージーランド，ヨーロッパ，北アメリカについてはすでに全訳し，紹介した[13]。本稿では，残りのアフリカと南アメリカを追加したものを掲載する。なお，既報に若干の字句上の訂正をした部分もあることをお断りしておく。

1）アフリカ

WHO アフリカ地域の国々は，国家的精神保健政策をもっていない。頭脳の流失によって，専門的訓練を受けた人材が不足している。内紛，暴力とそれが招く結果が蔓延していくのが，アフリカ大陸の一般的な現象になっている。

貧困，自然災害，戦争，他の暴力，そして社会的崩壊の増加は，アルコールと薬物嗜癖，売春，子供の路上生活者，児童虐待，家庭内暴力からなる心理社会的問題の主な原因となっている。各地域におけるこれらの心理社会学的問題に，HIV 感染という深刻な問題が新たに加わり，感染した人たちへのさらなる援助とカウンセリング，生き残った家族，特に子供たちへのケアが必要になっている。

WHO アフリカ地域は，政府やその関係者が参加する各国の活動が進展するように加盟国支援のための対策を準備している。この対策の主要な目的は，地域型の心理社会的リハビリテーションによって，神経病性，精神病性，心理社会的障害に伴う能力障害を減らすことである。

以下がその原則である。
・国家の保健省の改革，特に組織，法制度，財政に関する改革を行うことにより，精神保健の統合，物質依存の予防・管理を行う。
・特に脆弱で高危険率の人たちに対し，精神保健を増進し，保健ケアを提供する。
・特に若者に対し，物質依存（たばこ，アルコール，その他の精神作用物質）を予防する。
・優先的介入としては，政策決定と活動の発展；収容所建設，社会的動員とアドボカシー；情報提供と教育；調査，パートナーシップと協同を統合的に行うものであり，そのバランスは各地域資源の有用性によって決定されるものである。

Dr. CUSTODIA MANDHLATE, RA/MNH
MEDICAL SCHOOL, C WARD
AFRICA

2) アジア

　この広大で人口が密集しているアジア地域では，保健政策，その優先順位，行政を推進する上での障害には，全体として多くの共通点がある。およそ4億2千万人の人口を擁するアセアン諸国を含む東南アジア地域は，西はミャンマーから東は西イリアン島に及ぶ。経済的には，世界的に見ても貧富の差が大きい。しかし，保健医療に関しては，都市や都市国家を除いて，ほとんど未発達の状態である。

　精神科のサービスでも似たような状態で，専門的訓練を受けた人材と良質の施設の欠乏が悩みである。感染症，家族問題，女性の健康問題，最近のAIDSのような大きな問題に直面して，精神保健は各国の政策立案者の間で優先順位が低くなっている。精神保健の中でも，精神科患者の心理社会的リハビリテーションは，明確な政策上の方針もなく，専門的訓練を受けた人員も訓練施設もなく，実際に活動ができるレベルに達した人員もほとんどいない，立ち後れた状況にある。

　このアジア地域では，精神病院のタイプは国によって多少の違いはあるものの，ほとんどは精神障害者のケアのための大規模な公立施設に大きく依存している。およそ20年前までは，精神科の患者の心理社会的リハビリテーションは大多数が，大規模精神病院で行われていた。精神科病床数は，人口10万人に対して7床から35床である（WHO, 1994）。リハビリテーションは，病院が実施するサービスの仕事か，病院のための野菜作りや家畜のための農作業が中心であった。比較的裕福な国では，20世紀初頭に導入された施設ケアの到来によって，精神障害者を家族から離し，援助者としての役割は施設に移されることになった。それと引き替えに，殊に1950年代以来，より近代的な治療が提供されるようになった。しかしながら，施設的ケアには長期的に見て効果もあったが，そのマイナス効果による施設症に対する心理社会的リハビリテーション施策を必要とするという問題が生じる結果となった。

　この20年来，ある国では，総合病院の中に数多くの地域型の小規模病棟が機能し始め，在院期間の短縮と地域ケアがより一層強調されるようになっている。別の国では，精神保健法がこの10年間で制定され，地域型サービスが始まったばかりである。これによって，従来型精神科リハビリテーションを多少弱めることができた。この地域はあらゆる種類の困難を抱えてはいるが，精神障害者へのリハビリテーションの課題を履行するようになったことで，多少の面目を保っている。

　アセアン諸国での多くのリハビリテーション部門は，工芸品の販売に集中している。未だ

に少数ではあるが，地域からの工業製品の下請けの仕事をしているケースもある。最新の進展としては，地域におけるデイ・リハビリテーション・センターが開始されたことが挙げられる。これは，比較的裕福なシンガポールとマレーシアでは急速に成長しているが，カンボジア，ベトナム，タイ，そしてフィリピンでも見られる。デイ・リハビリテーション・センターは，地域ケアを促進し，以前の通常限られた範囲での仕事しかなかった施設ケアよりはずっと自立的になっている。デイ・センターが患者の家の近くにあることによって，家族がリハビリテーションの過程に参加するようになったが，これは古い施設では不可能なことであった。

インドでは，慢性の精神障害者への心理社会的リハビリテーションがその重要性を認識されるようになったのは，ほんのこの十年のことである。現在，ほとんどの実施機関は南部地方にある。これらは地域的には都市部に属し，施設型であり，一般的には医療の枠内で運営されている。ほとんどが治療センターと密接に関連を持ち，薬物療法の継続が依然として重要な位置を占めている。多くの都市部のセンターはデイケア活動を行い，家族に休息を与えている。活動の内容と洗練度にはばらつきがある。失業は社会保障制度のない国においては深刻な問題であるため，職業支援（保護的作業所，職業訓練部門など）が強調される。

地域型のリハビリテーションが一層行われる傾向になったが，依然としてそれぞれが別々に行われており，統合させる必要がある。また，他の障害を扱う機関と密接に協力する必要もある。心理社会的リハビリテーションに責任を持つ機関の大部分は非政府組織であり，国や地方行政機関が運営しているわけでもなく，直接資金を受けているわけでもない。これらの数と影響力は増加しているものの，財源はほとんどない。結果として，これらの機関は資金調達と社会資源の動員に奔走してしまっている。したがって，長年，精神疾患と障害に対処してきた既存の能力，すなわち地域の能力を最大限に活用することがとりわけ重要である。このため，リハビリテーションは，その地域自身のレベルに応じて提供されなければならないであろう。

この地域に自然に存在するもうひとつの重要な社会資源は，障害者の家族である。アジアにおける精神保健ケアは，何世紀も，伝統的な信仰による癒しからの援助を求める，家族による地域ケアであった。これは，30億人というこの広大な大陸の貧困地域に広がり，今でも続いている。したがって，これから何十年にわたって，多くの保健活動を成功させるためには，家族が要石になろう。リハビリテーションの目標は，それゆえ，これを実用的で適切なものとするために，地域と家族の強化が中心となる。

中国，日本，韓国を含む東アジアにおける心理社会的リハビリテーション活動は，3つのタイプに分けられよう。第一が，周囲から孤立している「パラシュート」型であり，医療ケアも他の心理社会的システムも発展していない地域で取り組まれる傾向がある。第二は，「パイロット」型で，大学病院からのサポートを受け，質の高い活動をしているが，他の社

会資源や援助機関とのネットワークに統合されていない。第三は,「パイオニア」型で,地域の他のネットワークにも統合されたすばらしい活動をしている。この「パイオニア」型は,その地方の特別な状況の下にある先進地域において発展している。日本での活動は,この型の典型である。日本における心理社会的リハビリテーションは,1995年の「精神保健福祉法」への改訂により,地域型のサービスに転換している。しかしながら,日本の活動の多くは,私立精神病院によって提供されている。病院中心の体制が相当に強固になっているため,変化をもたらすためには,3つのタイプの活動を総合的に発展させることが重要となる。これに反して,台湾での心理社会的リハビリテーションは,総合的な地域型サービスを発展させる方向へと進みつつある。

DR. R. THARA, SCHIZOPHRENIA RESEARCH FOUNDATION, INDIA
DR. M. P. DEVA, REGIONAL ADVISER FOR MENTAL HEALTH,WHO, PHILIPPINES
DR. TAKASHI ISEDA, TOKYO METROPOLITAN TAMA CENTER FOR MENTAL HEALTH, JAPAN

3）オーストラリア，ニュージーランド

オーストラリアとニュージーランドにおける精神科リハビリテーションは,主に地域型で小規模の組織で始まった。連邦,州,テリトリー（直轄州）からの少額の資金的援助をもって,1960年より長期の精神障害をもつ人たちは施設から離れ始めたが,リハビリテーションへの本格的努力が行われるようになったのは1980年代に入ってからである。グロウ,精神分裂病友の会,リッチモンド・フェローシップのような当事者や慈善団体の全国的組織が発展したことによって,重度で長期の精神科的能力障害をもつ人たちが希望を持ち,自らの生活能力と自尊心を改善し,就労をも含む自らが選択した地域に十分に参加するようになった。

オーストラリアでは,担当分野に関する取り決めである連邦障害協約に基づき,精神科リハビリテーションは,州とテリトリーが担当している。オーストラリアのビクトリア州は,精神科リハビリテーションの革新的発展の先導役を果たしており,依然として,精神障害者支援サービスのための特別予算を設けて精神保健改革を一貫して行っている唯一の州である。州やテリトリーによって多くの違いはあるが,精神科リハビリテーションに一層多くの社会資源を充てる傾向にある。

オーストラリアとニュージーランドでは,当事者運動が非常に盛んである。当事者参加は,今では普通のことである。地方,州／テリトリー,連邦,それぞれのレベルでの予算拠出基準では,サービス提供のすべての面で計画立案と政策決定過程に当事者が参加することが求められている。オーストラリアでは,当事者がオーストラリア精神保健協会を運営しており,医療,当事者,専門職,地域組織を統合するために新たに設立されたオーストラリア

精神保健当事者ネットワークに代表者を送っている。地域と医療施設の双方における活動とサービスは，精神科リハビリテーションの分野において，改良されながら効果を上げている。ほとんどの活動とサービスは，他の高齢者サービス，社会資源，援助のネットワークと統合されている。

DR. JOAN CLARKE, PRAHRAM MISSION, AUSTRALIA

4）ヨーロッパ

リハビリテーション・サービスの進展は，ひとつの国の中でも，国ごとでも大きな違いがあるが，いくつかの明確に共通する傾向はある。第一に，すべての国で，大規模で，古い精神病院での住居偏重のサービス組織は，苦心しながらではあるが，地域へと移行しつつある。今では，多くの事実に裏付けられた確信をもって臨んだことが，こうした変化をもたらした要因のひとつになっている。すなわち，重度で持続する精神的健康に問題をもつ人たちは，病院や施設よりは一般の地域で，いろいろな種類の保護的，支援的環境のもとで生活する方を好んでおり，そして，その方がかれらの生活も改善しているのである。そこは，すべての他の市民が利用している地域社会活動や生活支援と同じものが利用できる地域である。この地域への移行の進展の度合いは国によって異なるが，ある国（たとえば，オランダ）では，良質の病院ケアを維持しながら，それと同時に地域ケアを精力的に発展させている。他の国々では，ここイギリスはそのいい例だが，長期在院病床の総数が減らされるのにつれて，良質の入院治療を受けるのが困難になっている。

第二に，これらの変遷は，Leona Bachrach のような学者の警告を確認することになった。彼女は，伝統的精神病院は，医学的，心理学的，社会的ニーズを満たそうとする複合組織であり，もしわれわれが精神病院無しでやろうという大志を抱くのなら，われわれは地域で同様の一連のサービスを発展させる必要があるだろうと，20 年以上も前に注意を喚起している。この点で，ある国々は著しい前進を示した。しかし，すべての国で言えることは，住居と作業の支援，心理学的，医学的支援を必要とするすべての人たちのために適切な数のサービスを確保することが困難な状況にあるということである。この「活動集」に掲載されている地域は例外として存在しているが，ヨーロッパでは，国レベルで，総合的地域保健サービスをしていると公言できる国はない。この理由のひとつに財政上の問題があるが，このサービスを実現するのに必要な上記の支援を行う機関の間の連携が困難であることも理由のひとつである。最も重度の精神障害者のための総合的地域サービスを再び創造するためには，保健・福祉，住宅サービス，職業・作業提供機関，プライマリー・ケア・チームなど，一連の機関の間での連携レベルの向上が求められる。これらの連携は日常的には行われておらず，時には実現不可能ですらある。

第三に，地域環境の中でのケアが特別に困難な新しい当事者（患者）のグループが，こう

した前進の中で現れてきた。彼らは，多くの場合，若くて治療困難な症状と他の一連の問題（たとえば，ホームレス，孤立，暴力，薬物依存など）をもっている。彼らは，伝統的サービスを嫌がるであろうし，新しいスタイルのサービスの提供（住居，職業など）を求めるであろう。この新しいスタイルのサービスとは，彼ら自身のもっているイメージに近く，専門家のお仕着せではなく，彼ら自身が選択するサービスに一層近いものである。このことは，リハビリテーション・サービスが，サービス供給をもっと柔軟なモデルに移行していかなければならなくなってきていることを意味している。これらのサービスは，治療が困難な新しい患者グループの問題に取り組むために，専門職と非専門職からなる特別のチームにより，休日，夜間も含め，常時行われる。住居，職業，生活支援は，この特別チームによるすべてのサービスにおいて，引き続き重要な問題となっている。これらは，患者にとっても専門職にとっても，常に差し迫った優先課題である。したがって，われわれは，「治療」と「専門家の介入」を第一義とする傾向をもつ伝統的サービスに，どう新しい方向付けをするかという問題に取り組まなければならない。イタリア（たとえば，トリエステ）におけるこの種のサービスの中には，この新しい方向付けのもっとも良い模範となっているものもある。しかしながら，当事者の声が優先課題の設定に実際に反映されているところでは，常に効果があがっている。

　第四に，本書に掲載された活動例に示されているように，多くの技術的発展があった。これらには，イギリス，バーミンガムのアーチャーセンターにおける精神病症状への心理学的介入，ドイツ，ローパでの陰性の感情表出を軽減させる家族への介入，トリエステとベルリンにおける一般企業と生協における当事者が主導する職業活動がある。これらの技術的進歩，殊に，向精神薬における進歩を補完し，主観的苦悩を大幅に軽減させる進歩は，なおさら喜ばしいことである。しかしながら，重度の精神疾患から回復し，リハビリテーションを成功させるための本質的問題は，依然として，心理学的症状と生活上の問題を改善させることにある。当事者が何を選択し，社会が彼らに何を許容するのかは，依然として，病気の長期転帰を決定する重要な要因である。

　最後に，財源の問題がある。この問題も，国によって程度に相違はあるものの，精神病院を運営するのに投資していた財源をすべて地域サービスに回した国はほとんどない。多くの場合，その財源の行方は実際はっきりしないが，医療・保健の予算は拡大しており，市民の期待に応えるだけの費用を負担できる政府はないことも明らかである。したがって，経費節減の決断をしなければならない。このような意味で，調査・研究と根拠に基づく先進的活動を重視していくことが，極めて重要である。この活動の有効性と効率性の両方に関する情報を提供することが，次の世紀に向けたリハビリテーション・サービスへの主要な課題のひとつとなるべきであろう。

　このように，心理社会的リハビリテーションは精神保健の中心的問題であり，地域を基礎

にして，人間性を尊重し，しかも費用対効果を考慮したリハビリテーション・サービスを提供するという課題は，すべてのヨーロッパの国が抱える問題である。明確な相違があるものの，非常に共通した課題もある。これらの共通課題の根底にあるのは，リハビリテーション・サービスを必要としている人々のニーズである。一般的に言って，彼らのニーズは国によって余り違いがなく，私の経験では，ほとんどその国のサービス内容にあまり関係なく，不満はほとんど同じである。問題は，いかにそうした声を確実に聞き，政策と実践の決定にいかに誠実に取り入れていくかということである。

DR. GEOFF SHEPHERD, PROFESSOR OF MENTAL HEALTH REHABILITATION, GUYS AND ST. THOMAS MEDICAL SCHOOL, ENGLAND

5）北アメリカ

1990年代は，精神保健における予防，治療，リハビリテーションという3つの主要な分野のひとつとして，精神科リハビリテーションが確固たる地位を確立した10年であった。1990年代においては，精神科リハビリテーションの保護的住居，保護的就労，当事者の選択，自己決定といった基本理念とそれらが有用であるという精神科リハビリテーション分野における少なからぬ合意が存在していた。すなわち，保護的住居，保護的就労，クラブハウス，積極的地域治療といった多様なモデルサービス活動が有用であることが実証され，普及したのである。そして，経験的実証主義による知識に基づき，重要な研究機関が設立され，精神科リハビリテーションのサービス中だけでなく，サービスの前の訓練プログラムが利用されるようになり，さらに，精神科リハビリテーションのスタッフへの技術訓練法（すなわち，技術の教授法，目標設定法）が考案された。介入方法は現在では十分に明確になっているので，結果が出ることが見込まれる場合であれば，サービス場面でも臨床研究活動場面でも，スタッフへの技術訓練法を再現することができる。北アメリカにおける精神科リハビリテーションの分野では，今後十年単位で，経験に基づいた実証主義が一層広まっていくものと予測される。

これらの積極的発展の結果として，精神科リハビリテーションの分野は，いくつかの重要な点において精神保健分野の全体の方向性に影響を与えるようになった。まず第一に，精神科リハビリテーションの分野が，単に病気それ自体というよりは，病気がもたらす生活障害への対応を重視することによって，重度の精神疾患による影響の全体を理解しようという考え方を精神保健分野に一層徹底することにつながった。精神科リハビリテーションが精神保健政策の中心的な基本構造に取り入れられていくに従って，公共精神保健機関は病状を軽減させるサービスだけでなく，生活能力の改善と生活上の役割を重視するサービスを提供する責任があることを認識するようになった。

第二に，精神科リハビリテーションによって，精神保健分野で，歴史的神話とは対照的

に，精神科的能力障害をもつ人たちも重度の精神疾患から回復することが可能であることが理解されるようになった。精神疾患からの回復に関して，従来のパラダイムが変化したことにより，回復概念が生まれた。回復概念は，現在では主流になっており，精神科リハビリテーション理念の重要な構成要素である。回復は，当事者の著述から生まれた概念である。回復の見込みについて，感銘深く情熱的に書き，話しているのは，他でもなく当事者である。回復概念は，重度精神疾患の成因論での心因論と身体論の議論を超越したものである。重度の脊椎損傷をもつ人も，たとえ脊椎が回復しなくても，回復することは可能である。それと同様に，重度の精神科的能力障害をもつ人も，たとえ精神症状の悪化の可能性がまだあるにせよ，原因が何であろうと，回復する可能性がある。回復とは，われわれが現在理解しているように，精神疾患という悲劇を乗り越えて，その人の人生の新しい意味と目的を創り出すことを意味している。たとえ，その人が自分の症状を完全に管理することができなくても，その人の人生を自ら営むことを意味している。精神疾患の一部と考えられている慢性化の問題も，多くは，精神保健体制と社会による重度の精神疾患をもつ人たちの扱い方に起因している可能性がある。慢性化には，偏見，低い社会的地位，選択と自己決定の制限，リハビリテーションを受ける機会の全般的または部分的欠如，スタッフの低い期待という諸要因がある。もし，われわれが人々の回復を妨げるのではなく，支援しようと願うのなら，思い切った体制の改革が必要である。精神科リハビリテーションを支持する人たちは，回復概念につながるようにサービスを展開しつつある。

　精神科リハビリテーションが回復概念に転換するにつれて，当事者の果たす役割がねずみ算的に増してきた。あらゆる分野の専門家も，進んで精神科的能力障害を承認するようになった。重度の精神科的能力障害をもつ人たちの職業生活を可能にする新しいモデルができることによって，北アメリカの人たちの見方に変化がもたらされた。それは，職業訓練のあり方，職業訓練施設の役割への見方であり，専門職の人たちの中には精神科的能力障害をもつ人もいるが，そうした専門職の人たちとの間で真のパートナーシップを築くことも可能であるという見方である。システム形成の立案，活動の提供，研究，人員配置での当事者の影響力は，精神保健とリハビリテーションの発展の主要な原動力となっている。

　もちろん，精神科リハビリテーション分野では，多くの課題が残されたままである。精神保健分野の経費と説明義務という新たな問題が生じており，たとえば，米国における行動学的管理ケアの台頭が見られる。これは，精神科リハビリテーションにとっては，脅威にもなっているが，好機にもなっている。過去のサービス改革（脱施設化，地域精神保健センター運動）では，その重要なサービスの中に精神科リハビリテーションは含まれていなかった。幸いにして，当事者と家族を支える精神科リハビリテーションは普及していたし，精神科リハビリテーション分野では内容の面でも知識の上でも比較的発展していたし，能力障害を軽減するという独特の目標をもっていたので，現在と将来のシステム計画立案に精神科リハビ

リテーション分野はより適切な役割を果たしている。米国では，管理ケア計画の次の段階では，精神科リハビリテーションが必須のサービスの一部として取り入れられる諸々の兆しがすでに見られる。

  DR. WILLIAM A. ANTHONY, CENTER FOR PSYCHIATRIC REHABILITATION
  AT BOSTON UNIVERSITY, USA
  DR. MARIANNE FARKAS, WHO COLLABORATING CENTER, CENTER FOR
  PSYCHIATRIC REHABILITATION AT BOSTON UNIVERSITY, USA

6）南アメリカ

　精神障害者を苦しめている精神異常を治療する理念の発展には，3つの段階があろう。第一段階は，ピネルの改革である。これには，ほとんどの精神障害者にも常に理性が残されており，その必然の結果として，彼らに存在する理性をある程度回復させる可能性が常にあるという前提がある。第二段階は，精神医学の政治的時期であるが，道徳療法という理念を施設に注ぎ込む保護収容の段階である。この段階では，規律正しく，また注意深く管理された施設的・集団的な生活によって，その人の理性の回復を助ける。第三段階は，収容所の治療プロセスは無力であるという理念をもつ段階であり，新たなモデルの探求も同様に無力であると危惧する段階である。精神医学は，収容所社会での施設の力による精神障害の治療は不可能であり失敗であったという経験により，この幻想を捨て去ったが，この幻想は，社会的事業の分野では依然として支配的である。

　事実，現実の社会で起こっていることは，まったく同じ問題をより深刻な形でたどっているように見える。すなわち，国家と社会の両方とも，経済的豊かさの前進のためには，現に存在し，それへの障害となるであろう多数の障害者を将来処理しなければならないという現実に直面した。このことを念頭に置くなら，南アメリカの80年代と90年代の排外政策は，この問題に対する入念に考え抜かれた解決策であると言える。新たな社会機構であれば，福祉国家が処理できなかったすべての問題に対処しようとするであろう。事実，南アメリカでは社会レベルの問題は社会的に解決することを目指した。福祉国家は，常に個人レベルの問題として解決しようとして，結果として「持たざるもの」の問題を処理できなくしている。もし，社会が「持てるもの」と「持たざるもの」との格差を解消しようとするか，社会が「持たざるもの」の解消を最終目標として諦めるのなら，個人レベルの解決策は未解決のまま残り，暴力がはびこる可能性がある。

　ブラジルとその他の南アメリカ諸国では，精神保健分野でのリハビリテーションは，就労をさせなければならないという強迫的考えから解放され，人権の擁護と回復に取りかかっている。「能力障害者」と共に生活する「能力者」（一般の人）を教育する課題に取りかかっている。地域資源を活性化し，社会的結束を励まし，貧困の人たちのスラム街を作らない課題

第5章 世界と日本のベスト・プラクティスの比較 169

に取りかかっている。精神疾患に対する正当な取り扱いと公平な治療を促進する法律を作り，守らせる課題に取りかかっている。すべてのものが不完全であり，そして，まさにそれゆえに進歩することが出来るのだということを悟るように人類は導かれている。

　　　DR. JOAO FERREIRA DA SILVA FILHO, DIRECTOR, INSTITUTE OF PSYCHIATRY,
　　　RIO DE JANEIRO, BRAZIL

2．選考経過に見る世界のベスト・プラクティスの条件

　選考委員会は，精神障害リハビリテーションのベスト・プラクティスと認定する基準として，5つの特徴を示した。この項では，この基準を示すのに至る討論経過を紹介することによって，世界のベスト・プラクティスの到達点を見ることにする。

1）事務局提案

　Farkas, M. と Shepherd, G. は，以下の5つの特徴を原案として提出し，委員の間での討論を促した。

　第一に，医療とリハビリテーションとの区別を示した。「よいリハビリテーション活動とは，医療を利用できるようになってはいるが，医療が中心ではない」という提起である。よいリハビリテーションとは，生活能力（functioning）を扱い，職場，学校，家庭でうまくやれるようにするものであるとも言い換えた。これに対して，医療活動では，服薬点検，危機介入，精神疾患に関する家族教育を挙げ，これらは機能障害（疾患）に焦点を当てているので，能力障害・社会的不利を扱うリハビリテーションとは異なるという主張である。

　第二に，利用者ニーズの重視を挙げた。ここでのニーズとは，活動やサービスの実際的な問題を扱っている。ある地域では，夕方5時以降というサービス時間帯のニーズであったり，別の地域では，交通の便がよいことという地理的なニーズであったり，交通手段が無い地域では，サービスを利用しやすくするための訪問活動のニーズであったりする。また，コストがかかるからと言って，多くの重度の精神障害者を適応外にしないことも挙げた。

　第三に，リハビリテーション活動の総合性を重視した。よいリハビリテーション活動とは，総合的システムに統合され，最低，住居，職業，教育に焦点を当て，これらを一連のサービスとして提供するか，提供していない場合は，一連のものとして，利用しやすくしている必要がある。これには，自然にある社会資源を使ってもいいし，また使うべきでもある。

　第四に，最終目標としては，希望する地域で生活できるように援助する課題を挙げた。「地域」とは，家庭，職場，学校で構成されているので，そこで生活できることを目標にすべきであるとした。デイケア場面で適応しているのはいいことではあるが，リハビリテーションの目標はもっと大きく，年齢，文化，地域の実情に相応しく，できれば本人の希望す

る，意味ある仕事に就くことであり，知られたくない場所では「気付かれないで」生活することであり，その地域で年齢的文化的に適切であれば，学校に通うことである。これは，就職しなければならないとか，フルタイムの仕事に就かなければならないとか，学校に行かなければならないという意味ではない。できるだけ，その地域に相応しい生活が送れるように支援することがリハビリテーションの目標である。

　第五に，エンパワメントとパートナーシップを発展させる課題である。利用者と家族に自分たちが受けているリハビリテーションが何かを理解できるように説明しなければならない。そのためには，リハビリテーション介入（働きかけ）の内容を明確にしなければならない。情報も，自由に提供する。自然の社会資源を最大限に利用するために地域とのパートナーシップを確立する。エンパワメントは，狭い意味では，利用者の権利を強めるためにリハビリテーション活動に当事者からの評価を定期的に入れることであり，広い意味では，重度の精神障害に対する地域の見方と態度を大きく変えることである。

2）選考委員からの反応

　事務局の提案に対して，選考委員の間から出された意見を Farkas, M. がまとめているので，主だったものの要旨を紹介する。

　多くの反論が寄せられたのは，第四の特徴として挙げた「希望する地域で生活できる」の記述であったという。理由は，本人が希望しても多くの国では，そのような選択肢はないからである。Farkas, M. は，たとえ，そういう地域にあっても，その人の価値観に合った仕事，生活，学校で活動ができると，障害者もよくなるものだと反論している。自らの失敗例として，リハビリテーション就労によって，それ以前より転帰が悪くなったものがあったが，それは「エンパワメント」の意味を，専門家の意見，可能性，見通しを示すことと考えていたからという。成功例として，森林伐採地域で雇用を作り出す活動によって，精神障害者の就労に成功した北カナダでの自験例を挙げた。

　「再定住」の問題に関しては，一般市民がその状況にないので，住居，就学，就労をリハビリテーションの目標とすべきでないという意見も寄せられた。この意見に対しては，「現実の地域」で生活する能力を改善すること，すなわち，その地域で価値ある役割を果たせるよう支援することがリハビリテーションの目標であり，精神障害者を特別扱いするものではないという追加説明がなされた。働いていないと，人間扱いされない地域もある。先の北カナダと同様，イタリアでは地域開発プロジェクトによって村に家内工業を興し，重度の精神障害者の就労に成功した例を示した。

　先進的リハビリテーション活動としては，重度の精神疾患をもつ人を対象にするべきであるという強い意見も寄せられた。

　その他，例えば，住宅に不自由していない地域があるなど，国際的状況の違いを考慮する

必要性，リハビリテーションに関する用語の国際統一を図る必要性などの指摘，ベスト・プラクティスと判断するのは当事者であるという意見などが寄せられた。

3）筆者の意見

筆者は，基本的に事務局提案に賛成した。特に，多くの批判があったという「希望する地域で生活できる」ようにする援助は，病院ぼけ（hospitalism），施設症（institutionalism）をもたらした伝統的精神病院や施設での過ちを，「新しい」リハビリテーション活動で繰り返さないために重要であると指摘した。

次に，精神に障害をもつ人たちを，単にサービスの「消費者」と見なすだけでなく，たとえ重度の精神障害者であっても，「援助者」としての役割も果たせるように援助することが大切であり，リハビリテーションを効果的にする有力な方法のひとつでもあるという筆者の持論を述べた。消費者運動の視点を取り入れ，サービス利用者としての権利を擁護する活動は，疑いなく，今後も引き続き強化していかなければならない主要な課題のひとつである。しかし筆者は，日頃の実践の中で，いかにその人にあったサービスや援助を提供していくかという一方向の姿勢だけでは際限が無く，限界を感じてきた。そうような人たちに，身体障害者や老人を援助する活動に参加する機会を提供したところ，自らが受けていたリハビリテーション・サービスへの取り組みが飛躍的に前向きになった例を経験した。援助を受ける側から援助を提供する側にまわることによって，多くのことを学ぶようである。つまり，受けるだけでなく，援助する側に立つ経験の教育・訓練効果をリハビリテーション活動に活用する必要があるという主張である。

さらに，筆者が強調したのが，医療とリハビリテーションの区別に関する見解である。リハビリテーションに携わる精神科医として，医療は機能障害（impairment）を，リハビリテーションは生活能力（functioning），能力障害と社会的不利（disability, handicap）を扱うものという規定に賛成しがたかった。

この半世紀，精神科の治療は症状を「医学的手法」で治療できるという幻想を追い求めて，結果として長期入院をもたらし，病院ぼけ（hospitalism）という医原病を作り出すという失敗をしてきた。そして，この半世紀の精神科医療とリハビリテーションは，脱施設化をスローガンに改革を続け，欧米諸国では，今日半世紀にわたる脱施設化運動を終了しつつある。

一方，近年の精神障害リハビリテーションは，精神障害者と生活環境との力動的相互関係を重視する見方によって発展[26,27]してきた。精神科医療も，生物・心理・社会モデルの立場に立つなら，病気と生活環境との力動的相互関係に注目せざるを得ないし，そうすることによって発展したと見ることができる。精神科医療は，伝統的医学モデルの水準のままにとどまり，病気と機能障害だけ見ていればいい，つまり，精神障害リハビリテーションの発展を

促した見方の恩恵を受けなくてもいいというのでは，あまりに偏狭な考えになる。

しかし，案ずることはない。身体医学は，すでにそのように発展している。その一例として，精神分裂病の治療・リハビリテーションでよく引き合いに出される糖尿病の治療がある。インシュリン療法に頼った医学モデルの治療から，食事・運動療法，ストレス解消法などを導入するなど，生物・心理・社会モデルにもとづいた治療に発展させ，診断名まで他の成人病を含めて，「life habit related diseases, 生活習慣病」と改める徹底ぶりである。

また，よく「医学的診断」と「リハビリテーション診断」とが比較され，医学は「病理学的な診断」，リハビリテーション診断は「機能的診断」が中心になるという主張[1, 16]がなされる。筆者は，この比較は公平ではないと考えている。なぜなら，医学には「診断」だけでなく，「治療」が含まれるものであり，「リハビリテーション診断」と対比するべきは，「治療的診断」でなければならない。「医学的診断」は，疾病分類のための「診断」だからである。「治療的診断」の例としては，米国精神医学会による「APA分裂病治療の臨床指針」がある。ここでは，生物学的アプローチと心理社会的アプローチの統合に力点が置かれている[8]。それとの比較になると，リハビリテーション診断との相違ではなく，むしろ共通するところが注目されるところである。そして，また，精神科疾患の診断と治療にあっても，生活環境を生物学的要因と同等に重視するようになっているのである。それだけでなく，精神科においては，「リハビリテーションの介入」が，「治療効果」を発揮することも珍しくない。例えば，筆者は，本人が希望する結婚ができたとき，陰性症状が劇的に改善した例を経験した。すなわち，生活目標達成支援という心理社会的アプローチが，薬物療法にもまさるとも劣らない治療効果を発揮したのである。このように，治療手段の可能性をひろげるためにも，心理社会的側面，国際障害分類の改訂[22]で提起されている「活動」と「参加」の分野を医学的な診断と治療がいかに取り入れていくのかが，今後の精神科医療の発展を促す重要な要素であると，筆者は考える。

最終案で，Farkas, M. は，医学的治療は遵守性を特徴とする「患者―治療者」関係であるのに対して，リハビリテーションは，「当事者―援助者」の関係で，権限付与・自己決定を重視する関係であると断じている。このような規定がある程度存在するにしても，特に，今回の対象としている「重度の精神障害者」であれば，臨床現場では，遵守性に頼った治療では歯が立たないものであり，また筆者が見てきた名医や有能な看護者は，遵守性を巧みに使うことはあっても，決してそれに頼ることなく，「権限付与・自己決定を重視する関係」を基調にしながら，信頼関係を作り上げて治療しているのが常であった。その逆に，リハビリテーションの現場が本来的にそのような関係になっていると言えるのか，はなはだ疑問である。実際は，どの職種，どの臨床現場にあっても，常に意識的に努力しないことには，身に付かない援助者側の態度と関係づくりの技術であると言える。

いずれにしても，このような医療とリハビリテーションを対立的に捉える規定は，医療の

今後の発展を促す上でも不十分であり，あまり生産的影響を与えない。それよりは，Shepherd, G. がヨーロッパのまとめで提起しているように，「『治療』と『専門家の介入』を第一義とする傾向をもつ伝統的サービスに，どう新しい方向付けをするかという問題」に取り組もうとする姿勢がより生産的と考える。

以上の筆者の持論を伝えたところであるが，医療とリハビリテーションに関する筆者の意見は残念ながら採用されなかった。最終的には，1章で紹介したように5つの特徴をベスト・プラクティスの選考基準とすることが決定された。

3）世界のベスト・プラクティスの到達点

掲載された世界のベスト・プラクティスを見ると，さすがにヨーロッパ，オーストラリアとニュージーランド，北アメリカのリハビリテーションは，質量ともに群を抜いている印象を受ける。南アメリカは，社会経済的問題解決という困難を抱えながら，脱施設化が進み，地域型のサービスでの施設症の問題に直面している。南アフリカは，これからという段階。アジアは，財政的な面の制約からも本格的収容時代を経ないで，地域型サービスをいかに発展させるかに腐心している。わが国は，私立精神病院体制が強固で，国際的に見ても特異な収容時代にある。わが国は，掲載された5つの活動によって，施設収容時代という逆風の中にありながらも，ある程度の面目を保てた感がある。

Farkas, M. は，先進国でのリハビリテーションがもつ傾向を四つにまとめた（2章参照）。第一は，ほとんどの国では，精神科リハビリテーションは脱施設化に対応して発展したものである。第二は，コミュニティを基盤とした精神保健システムが台頭している。第三は，多くの国では，この「地域化」の中で，心理社会的クラブハウスが発展してきている。第四に，当事者重視のサービスを提供することが，よい結果をもたらしている。

筆者が，世界のベスト・プラクティスから受けた印象，学んだ点を挙げてみる。

第一に，精神病院や施設中心から地域型のサービスに明確に転換しており，地域生活支援が強化され，そのためのシステム作りと技術開拓が進んでいることである。わが国で議論されているような，この転換についての迷いや躊躇，適否についての議論は全くと言ってないことにも注目すべきである。

第二に，重度の精神障害者も地域で生活できるようにするという積極的目標を掲げていることである。「社会的入院」まで精神病院に抱えているわが国の現状を考えると，目を覚まされる目標である。

第三に，重度の精神障害者といえども，生活能力の改善を諦めるのではなく，一般の人たちと同様の学校生活，職業生活，家庭生活ができるように支援する積極的目標を掲げていることもベスト・プラクティスに相応しいものである。しかも本人の希望に添った支援が強調されていることも忘れてはならない。わが国では，障害受容と相互受容が強調される実践の

中で，当事者の希望や自尊心を支える援助が軽視される傾向[11, 12]があるので，注意を要する課題である。

第四に，画一的サービスに陥らないように，リハビリテーションの評価は個人別に行い，活動は多様なニーズを満たし，しかもその人にあったサービスを創造していく取り組みの必要性が強調されている。

第五に，エンパワメントの課題である。「精神障害者」として生活する支援ではなく，一市民としての権利を与えられなければならないことが強調されている。自分たちが受けるリハビリテーション・サービスについても，当事者と家族は，充分に，しかも理解できるように情報を提供されなければならない。

第六に，専門家の役割として，これらを推進するリハビリテーションに関する調査・研究，費用対効果を考えた政策立案能力の向上が目指されていることも，専門家としての果たさなければならない責任である。

第七に，計画立案の段階から当事者の意見が取り入れられ，「ユーザーチェック」が一層鮮明になっている。

以上，世界の活動から学べきことは多い。

3．日本の精神障害リハビリテーションの課題

さて，わが国の精神科医療とリハビリテーションは，世界が半世紀をかけて達成しようとしている「脱施設化運動」から，大きく取り残されている。未だに病院，施設収容のまっ最中という状況である。

筆者らは，2000年5月，パリで開かれた世界心理社会的リハビリテーション学会に出席した。その総会のテーマは，「世界の脱施設化運動―その到達点は？」であった。世界各地からの報告では，脱施設化運動は規定の方針として取り組まれていた。それはさておいても，本書の編集者の一人である小川一夫が，分科会で日本の精神病床数の経年的経過をOHPで示したところ，一瞬にして会場内にどよめきが湧き起こった。わが国の精神病床の極端な多さに対する反応であった。筆者は，頭ではわが国の大幅な遅れについては理解していたつもりであったが，このように諸外国の参加者から見ても，全く特異的状況にあることを実感として思い知らされた。

わが国が「鎖国状態」[10]から脱するためには，まずは国際的な脱施設化運動の最近の到達点を知り，わが国の置かれた現状を認識することであろう。

1）まず知らなければならない最近の国際的脱施設化運動の到達点

筆者が，わが国の精神科医療・リハビリテーションの現状が「鎖国状態」と考えるひとつ

の理由に，最近の世界における脱施設化の現状が充分伝えられていないことがある。

　どういうわけか，平成12年度の精神保健指定医研修会での厚生省が出した病床数の国際比較の資料は1991年のものであった。

　浅井は，1999年の論文[2]で，アメリカにおける精神科医療施設・居住施設の統計では，医療施設は1992年の10.8床，入所施設は1997年のものを用い15床，医療と居住施設を合計して26床と計算している。また，英国イングランドについは，三野による1993年の統計から，それぞれ12.9床，4.7床，合計17.6床，カナダのブリティシュ・コロンビア州は，1997年の統計から16.3床，1.0床，合計27.3床と紹介している。アメリカの場合，病床数の削減途上の数値と居住施設がある程度できあがっている時期の数値を合計するのは，数値が多くなる可能性があり，合理的とは言えない。カナダのブリティシュ・コロンビア州は，地域医療を先進的に取り組んでいるバンクーバーを含む地域で知られており，この16.3床という病床数はにわかには信じがたい。イギリスの場合も，病床数の削減を急速に進めてきており，1993年の統計では現状に合わなくなっているのではないか。また，医療としての精神病床数と脱施設化による地域にある居住施設数を合計して，日本の精神病床数とあまり変わらないとする手法は，脱施設化の理念を考慮に入れないことになり，賛成しがたい。筆者が英国で見てきた脱施設化を目指した地域の居住施設は，施設名を掲げることもなく，精神障害者が住む特定の地域（ゲットー）を作らないように，ばらばらに地域の中にとけ込むようにつくられるなど，細心の工夫が施されていた。医療施設や精神病院に隣接してつくられることが多く，**わが国の居住施設の多くは，施設的環境を最小限にした先進国の宿泊施設とは似て非なる要素をもち，脱施設化の理念の上からも質的に異なる**と言わなくてはならない。

　これらの問題の他に，筆者が知るところでは，最近の3，4年の世界の精神病床数の削減は，「脱施設化運動完了宣言」を出す国[29]が出るなど，急速に進んでいることも念頭に置かなければならない。最新情報を集めないことには，先に紹介したパリの学会での「瞬時のどよめき」を理解することはできない。

　Shepherd, G. による2000年6月の私信によれば，英国イングランド，ウェールズでの慢性精神病床数（在院期間1年以上）は，人口一万人に4.8床未満という。ただし，私立病院の病床数は，最近増加しているようである。それでも，1993年の統計であっても，私立病院の病床数を含めた総精神病床数は，人口一万人当たり7床を切っている。スウェーデンでは，筆者が2001年3月に保健福祉省のDr. Helena Silfverhielmに問い合わせたところ，精神病床数は人口一万人当たり6.4床（1997年），居住施設は4.5床であった。スウェーデンでは精神病院を廃止し，病床は総合病院に設けている。先に紹介した2000年5月，パリで開かれた世界心理社会的リハビリテーション学会でのフランスの報告者は，精神病床数は万対11床であっても，欧州では脱施設化が遅れていると自認し，10年かけて精神病院を無

くす方針であり，その国家的合意はすでにできていると述べた。イタリアは，万対5床の水準（OECD, 1997の統計）になっていることは良く知られている。つまり，万対11床の水準では脱施設化が遅れているのが，欧州の現状なのである。

アメリカ合衆国ロサンゼルスの精神病床数は，1998年11月の日本精神障害者リハビリテーション学会でのレイコ本間トルーの講演によれば，サンフランシスコの精神病床数は万対6床であり，2000年9月の同じく日本精神障害者リハビリテーション学会でのルコントの講演によれば，人口40万人のウィスコンシン州デイン郡は，精神病床数は万対2.4床である。アメリカ合衆国全体の病床数は，万対5床（OECD, 1996）である。

カナダの大バンクーバーに関しては，留学中の高知医大沢田健による2001年3月での調査によれば，1999年の老人と触法患者を含めた病床数は万対5.5床，居住施設は6.0床という。

オーストラリアとニュージーランドは，以前から3から4床の水準である。

以上見てきたように，われわれは，わが国の現状を知るためにも，最新の欧米諸国の脱施設化の到達点を知らなければならない。このような脱施設化の最近の到達点を報告しているのは，筆者の知る限りでは，朝日新聞2000年9月30日の記事など数少ない。**先進国での人口万対の病床数は10床を切り，先進地域は3から6床の水準になっているのが現状のようである。**

確かに，英国の精神病床数には65歳以上の患者が入っていないなど，単純に比較できない問題もあろう。しかし，そのような問題があるにしても，脱施設化は着々と進んでおり，リハビリテーションの活動の舞台は病院から地域へと確実に移っていることは確かである。もっと最新の情報を広く公にしなくてはならない。

2）わが国の現状—未だに医療的収容患者は増加している！

わが国の精神病床数は，1993年の363,010床をピークに年々減少してきてはいる。しかし，減少の速度は遅々としており，5年後の1998年までにわずか3,447床減らしただけである。欧米の病床数削減の速度と比べれば，むしろ先進国との格差は広がっているのが現状と言える。

病床数の減少が遅々としているだけではない。保険点数が強化されるにつれて，デイケアは増加している。2000年7月の精神障害リハビリテーション・ベスト・プラクティス東京シンポジウムの指定討論者として参加した厚生省の三觜精神保健福祉前課長は，デイケアが増えたことを考えれば，病床数は2，3万床減ってもいいはずだと発言している。わが国のデイケアがすべて問題だと言うつもりはないが，特に大規模デイケアは，通所患者に対する職員数の少なさなどにより，個別のニーズに応じた，地域を基盤にする質の高いリハビリテーションを提供することは極めて困難な状況にあり，新たな施設症をつくる側面があること

が心配される。欧米では，脱施設化，地域リハビリテーションの拠点として発展したデイケア活動[23]が，わが国では，病院治療の補完的な役割，施設的処遇の役割を果たしているように見える。

このような全体的状況を考えると，わが国で脱施設化の明確な傾向を認めることはできないばかりでなく，医療的収容患者数は増加するなどむしろ現時点ですら施設化が進んでいるのではないかとさえ思える有様である。

その一方で，脱施設化活動の中で生まれた欧米の先進的リハビリテーション技術やシステムは，わが国にもどんどん紹介されている。デイケアをはじめとして，SST，ケアマネジメント，エンパワメント，ストレングスモデル，移送制度などである。一見して，このような活況が，わが国の精神障害リハビリテーションがこの調子で順調に発展していくかのような幻想を抱かせているように見える。

筆者は，これらの先進的リハビリテーション技術やシステムを紹介し，普及していく努力は，今後の発展を促す主要なアプローチのひとつであると考える。しかしながら，施設収容的処遇の経験しかもたないわれわれが，果たして，これらの技術やシステムを消化できるものであろうか，研修を受けるだけで真に理解し身につけることができるものであろうか，疑問もある。むしろ，その限界性を考慮に入れなければならないのではないか。これらの先進的リハビリテーション技術やシステムが，重度の精神障害者が地域で生活できるようにするためではなく，施設に適応させるための技術やシステムになってしまうのではないかと危惧されるからである。

Farkas, M. は，先進国でのリハビリテーションがもつ傾向の第一に，精神科リハビリテーションは脱施設化の取り組みの中で発展していることを挙げている。先に紹介した2000年9月の日本精神障害者リハビリテーション学会でのルコントは，「われわれは，最初からこうした技術を持っていたわけではない。次から次へと病院から出てくる患者をどうしたらいいか，夢中でやっているうちに出てきた技術である」という主旨のことを言っていて，印象深かった。つまり，先進的リハビリテーションの技法やシステムは，脱施設化の中で発展してきたものであることを考えれば，施設収容時代のまっただ中にあるわれわれが，それらを消化し，活用することがいかに困難であるか容易に想像できよう。

英国の社会精神医学者の Wing, J.K. [31] は，「精神科リハビリテーション―イギリスの経験」の日本語版への序で，以下のように述べている。「日本におけるリハビリテーションの当面の問題は精神病院の中にあるだろう。この際，役立つのは英国の現状ではなくて，むしろ1950年代と60年代を通してのわれわれの経験であろう」と。

同じく，クラーク勧告で有名な英国の Clark, D.H. [5, 6, 15] は，1968年の時点で，わが国における精神病院の患者数の多さを「世界でもやっかいな傑出ぶり」と警告していた。

先進的技術やシステムには飛びつくが，その基本的精神の導入とか脱施設化の基本的理念

の理解は先送りという「逆立ちの発展」は，わが国らしいと言えばわが国らしいやり方かもしれないが，こうしたやり方に限界があることを知る時期ではないだろうか。

気の遠くなるほど遅れをとったわが国ではあるが，基本問題に立ち返り，精神病院の問題を抜本的に解決することに集中する時期であろう。そうしないことには，精神科医療とリハビリテーションの今後の発展は望みようがないと考えるのは悲観的すぎるであろうか。

3）精神科医療とリハビリテーションの発展方向の大胆な目標提示が必要である。

すでに見てきたように，「20世紀の負の遺産」[16] を21世紀の早い時期に払拭するためには，西山の指摘[22] などに見られるように精神医療の大胆な改革が必要である。精神病院から，多くの患者を地域に出さないことには始まらない。そして，地域で重度の精神障害をもつ人たちが生活できるようにサポート体制，社会資源の充実が図られなければならない。

わが国のこの間の経過を見ると，当面する問題の「現実的解決策」が優先されて，関係機関，社会が目指す大きい目標提示がされてこなかったことが特徴ではないだろうか。せいぜい，1995年精神保健福祉法で，「自立と社会参加」が謳われた程度である。このようにして，「鎖国的収容時代」が続いている。

諸外国を見てみよう。古くは，英国では，「将来の精神科医療は，外来とアフターケアを最重点課題とする」という高い目標が，1924年から1926年にかけての王立委員会[23] で提言された。当時としては，周囲に理解されにくいほどの先駆的目標を掲げて，営々と努力し続けてきた様は感動的ですらある。アメリカ合衆国やイタリアのトリエステなどでは，急速に精神病院を廃止する目標を掲げ，大胆な改革を行った。途中経過での否定的影響はあったにしても，そして，アメリカ合衆国ではマネジド・ケア導入による混乱はあるにしても，今日では，多くの問題を抱えながらも，脱施設化の試みは定着してきている。フランスは，アメリカ合衆国のやり方に批判的ではあっても，10年かけて精神病院を無くすという目標を掲げている。台湾をはじめアジア諸国でも，地域型のサービスシステムの創設に取り組みはじめている。

現時点での諸外国での脱施設化の改革の途上の否定的側面を捉えて，わが国の現状がいいかのような主張が見られるが，これらの問題を単に脱施設化の失敗と片づけるのではなく，より深い分析が必要である。例えば，路上生活者が出ている問題でも，Shepherd, G は，脱施設化の失敗ではなく，地域での居住サービス提供の遅れであると言い切っており，また，収容時代に戻ろうという主張はないと言っている[27]。アメリカ合衆国でも，諸々の問題があるからといって，悪名高い「州立精神病院」を温存しておけばよかったという主張はないであろう。イタリアのトリエステの活動は，わが国では有名だが，スウェーデンの改革も注目すべきである。筆者が1988年にスウェーデンを訪れた際，脱施設化の理念は明快であった。「医療が必要がなくなった患者は地域に出す。困った問題が出れば，社会が考えること

である」と。わが国の「社会的入院」との考え方と対照的である。

　さて，日本はどうすべきか。遅きに失した感はあるが，脱施設化を本気で行う覚悟をする時である。フランスにならえば，「**最低，この10年間で精神病床数を大幅に削減し，人口1万対の65歳未満の入院患者数を10人未満に減らす**」というくらいの目標は掲げなければならない。65歳以上の患者を除けば，現在のわが国の精神病床数は万対18床であることを考慮すれば，決して，不可能な目標ではないはずである。

　そのためのいくつかの課題を挙げてみる。

a．精神病床数の大幅な削減と精神科医療の充実

　伊藤は，精神医療の改革案[16]を提示している。また，最近では，伊藤[18]，浅井[3]が，近未来における精神医療のあり方についてエビデンスに基づいた予測と精神医療改革の具体的手順を提案している。浅井は，2000年11月の「第四次医療法改正」で，精神科特例が解消されなかったことにより，精神科病床の機能分化が10年は遅れたと嘆いている。その上で，20年かけて，一般科と同等の医療に到達する道筋を示している。これらが「机上の空論」，「理想論」として片づけられないようにしなければならない。しかしながら，新たな特例を解消するのに，なお20年もかけてよいものだろうか？　このことを真剣に，国民的議論にのせなければならない。筆者も，その議論に参加したい。

　わが国の精神科医療の発展を阻んでいる要因のひとつに，医療法における精神科特例がある。例えば，医師数を見ると，他科が16名の患者に医師1名であるのに，精神科では48名の患者に医師1名でよいとしている。2000年10月26日付けの朝日新聞の社説「貧しい医療に決別を─精神科差別」では，この低い基準ですら満たしていない精神病院が29%もあると指摘している。また，同社説では，カナダとオランダの専門家の話として，「精神科の医師は患者11～13人に1人，というのが国際的常識であり，48人に1人という日本の基準を早急に改善すべきだ」という忠告を紹介している。特例法のもとでは，高度な治療を提供することは著しく困難であり，閉鎖病棟，保護室頼みの拘束的医療になってしまうのは，やむを得ないことである。また，一病棟の収容患者数の多さも問題である。最近では，病棟の改築が進み，アメニティが改善されつつあるとは言え，欧米の一病棟の収容患者数，慢性病棟では30名以下，急性病棟では10名程度という水準[11, 25]には，遠く及ばない。

　日本精神病院協会[21]が特例法廃止に反対する理由に，新たに15,000人の精神科医が必要になること，精神科医療はチーム医療として展開されるもので，精神科医のみが医療に専念するものではないことを挙げている。前者の理由は，精神病床数を大幅に削減しないことが前提に立つものであり，後者は，チーム医療を地域を基盤に展開している欧米諸国の経験を見ると，説得力に乏しいと言わざるを得ない。早急に，この特例法を撤廃しないことには，21世紀の精神医療の発展は望めないであろう。

結果として，2000年11月の「第四次医療法改正」では，大学病院と総合病院の精神科病床を除いては，医師は一般科の1/3，看護職員は3/5という「新たな特例」[3] が実施されることになった。

さらに，21世紀の精神医療の展開という視野から見ると，特例法の撤廃や「社会的入院」の解消だけでは不十分であり，医療も地域型に転換する必要がある。すなわち，外来重視，医療スタッフを中心とする地域訪問チーム育成と入院治療との連携強化[4, 8] 総合病院精神科の拡充，可能な限り開放的で，快適な環境で，インフォームド・コンセントの原則のもとで，薬物の大量投与，隔離と身体拘束に頼らない，濃厚なスタッフ配置による高度医療が提供できる精神病床の創設などに取り組む必要がある。ベスト・プラクティスが重度の精神障害を対象としたのと同様に，精神病院は最重症患者を対象に，個別のニーズに応じた濃厚な治療を提供することに挑戦しなければならない。そのためには，精神科集中治療などの保険点数を他科のICUで支払われるのと同等か，それ以上の十分な財源を確保するなど，これらを実現する政策提言が切実に求められている。

さて，日本の精神科医療の大部分を担当する日本精神病院協会が，日精協誌2001年2月号で「21世紀の精神科病床のあり方」という特集を組んでいる。このなかでやはり大幅な病床数の削減が必要であるという明確な主張もあり，注目される。小渡[20] は，10年後には5万床ないし10万床の削減するなど明確な目標をもつことが重要であり，精神科医療費の配分を確保しながら，病院がこれまで以上に治療施設としての機能を強化するように改革して，国民から信頼を得るようにしなければならないと主張している。澤[30] は，多い県の病床を「減反政策」のように買い取ってもらい，埼玉県レベルにすれば14万床削減できるという試算を示しながら，地域化を促進する医療の発展を促そうとし，そのための5％までに落ち込んだ精神科医療費を7％までに回復させる主張を展開している。

このようにして，精神病院が，最重度の患者を引き受け，高度の医療を提供するようになれば，精神病院に働く人たちの士気も高揚してくるであろうし，アメリカ精神医学会が示した治療ガイドライン[9] も，実際の医療活動で実施できる環境が整うことになり，精神医療の質的向上がはかられる。そうなれば，患者・家族，国民から支持が得られ，世論も精神医療に対する財政支出を納得するようになるであろう。われわれは，目先の「現実」だけに目を奪われることなく，精神医療の将来像，患者・家族，国民から信頼される医療とは何かなど，もっと夢を語り合うべきではないかと思う。そうすることによって，われわれは目先の利害の対立から開放され，協力し合えるようになると考える。

Wing, J.K. が指摘したように，われわれは，そのような時代を招来させるための知恵を出すことにもっと集中すべきであろう[31]。

b．地域リハビリテーションを推進する国家的プロジェクトの創設

わが国の5つの先進的活動の他にも，最近では，北海道のべてるの家，新潟の守門村の地域活動，神奈川県の社協によるボランティア組織化とそれに関する活動と広田和子らによる当事者による相談活動，沖縄の「ふれあいセンター」を中心とする地域活動など，全国的広がりを見せている。これらの草の根の活動が，わが国の地域リハビリテーションの今後の発展を促す基本的要素であろう。

しかし，脱施設化の大幅な遅れを取り戻し，わが国に相応しい発展を期するためには，これらの草の根運動頼みでは，不十分であろう。他の先進諸国でやっているように，国家的取り組みが必要である。

これだけの遅れをとったからには，Falloon, I. らのバッキンガム・プロジェクト[7]のような，わが国のこの分野の総力を挙げた，地域型の総合的リハビリテーションの試行に本格的に取り組まなければならないだろう。人口10万から30万人の地域で，評価チームを導入しながら，医療・保健・福祉・労働などの連携の下に行う国家的プロジェクトであり，例えば，都市，農村，その中間の地域で実施し，日本型地域リハビリテーションの方向性を探る。

さらに，脱施設化を目指した精神科リハビリテーション研究に集中的に取り組まなければならない。脱施設化政策が，精神障害リハビリテーションを一層発展させるものであり，精神医療の発展にもつながり，したがって，精神病院の活性化にもなり，最終的には国家予算の節約にもなり，何よりも患者・家族のニーズに応えるものであることを立証しなければならない。

この程度の取り組みをすること無しには，半世紀の遅れを取り返すことはできないであろう。

c．精神障害リハビリテーションの一層の発展のために

ベスト・プラクティスの5つの特徴を日常活動に総合的に実践することによって，精神障害リハビリテーションは，一層の発展を遂げることができるだろう。中でも，筆者が当面重要と考えることを2つだけ挙げてみる。

まず第一に，精神障害リハビリテーションの基本的視点である。Bennett, DH. のリハビリテーションの定義[26]に習えば，「その人がもっている能力を最大限に生かし，できるだけ普通の環境で，できるだけ普通の希望する生活ができるように，できるだけ普通の方法で，援助し続けること」を基本的視点とすることが重要と考える。ひとつの技法，ひとつの理念の達成で満足するのではなく，生活目標の達成援助の努力をし続ける過程が重要なのである。この基本的視点を重度の精神障害をもつ人たちにも，医療機関，共同作業所・職業訓練サービス，宿泊訓練サービス，生活支援センターなどの医療・保健・福祉・労働サービス機

関で,保健所・市町村などの行政機関は政策立案,訪問活動などの実践活動で,貫くことである。

第二に,これらの実践活動の中で,当面,特に重視しなければならないのは,ユーザーの参加の問題であろう。障害者,家族をどの段階,どのレベルでも保証する必要がある。ユーザーは,自らの希望や意見を必ずしも明確に述べるわけではない。しかしながら,彼らの声に真摯に耳を傾けて,真のニーズは何であるかを検討し,それに応えるリハビリテーション・サービスを創意工夫し,手作りのリハビリテーションを提供していこうとするなら,一層の発展は保証されるであろう。

以上,世界と日本の現状を概観し,わが国の精神障害リハビリテーションの発展方向について,私見を述べた。わが国においても,21世紀の早い時期に,リハビリテーションの舞台が,病院や施設から,地域へと明確な転換が図られ,急速な発展を遂げることを願っている。稿を終わるに当たって,最新の情報を提供していただいたバンクーバー留学中の高知医大の沢田健先生,スウェーデン保健福祉省のDr. Helena Silfverhielm,ロンドンのDr. Adelina Comas-Herrera, Prof. Martin Knappに深謝する。

文　献

1) アンソニー,W. コーエン,M. ファルカス,M（高橋亨,浅井邦彦,高橋真美子訳）：精神科リハビリテーション．マイン,神奈川,1993.
2) 浅井邦彦：長期入院患者の医療とリハビリテーション．日精協誌 18：298-305, 1999.
3) 浅井邦彦：単科精神病院の役割と変貌―私立病院のこれから―．精神科治療学 16：113-117, 2001.
4) 飛鳥井望：精神科救急医療．村田信男,川関和俊,伊勢田堯編：精神障害リハビリテーション―21世紀における課題と展望―．医学書院,東京,pp71-80, 2000.
5) Clark, D.H.：(加藤正明監訳) 日本における地域精神保健―WHOへの報告（Clark, D.H. 著,秋元波留夫ら訳：精神医学と社会療法．医学書院,pp196-229, 1982.）
6) D.H. Clark：Japanese Mental Health Services 1988-Report of Visit and Comments.
7) イアン R.H. ファルーン,グレイン・ファッデン：インテグレイテッドメンタルヘルスケア（水野雅文ら監訳),中央法規出版社,東京,1997.
8) 長谷川憲一：コミュニティ・チーム．村田信男,川関和俊,伊勢田堯編：精神障害リハビリテーション―21世紀における課題と展望―．医学書院,東京,pp59-70, 2000.
9) 井上新平,岡田和史,泉本雄司,掛田恭子,西原真理,善井大：APA分裂病治療の臨床指針―概要と解説．精神医学 40：321-330, 1998.
10) 伊勢田堯,兼子直,Krishna Singh, Geoff Shepherd：イギリス・ケンブリッジ州の精神科リハビリテーション活動の最近の動向．臨床精神医学　19：674-680, 1900.
11) 伊勢田堯：ジェフ・シェファード博士の「日本における精神保健サービス視察に関する報告

書」を紹介するにあたって．心と社会　61：135-136，1990．
12) 伊勢田堯：精神障害概念と障害受容論．(村田信男，川関和俊編）精神障害者の自立と社会参加—地域生活の新たな展開，pp161-170，創造出版，東京，1999．
13) 伊勢田堯：精神障害リハビリテーションの立場からみた障害論．(村田信男，川関和俊，伊勢田堯編）精神障害リハビリテーション—21世紀における課題と展望—．医学書院，東京，pp91-103，2000．
14) 伊勢田堯，小川一夫，長谷川憲一：世界心理社会的リハビリテーション学会による「精神障害リハビリテーションに関する国際的実践活動集」に関する報告．臨床精神医学　29：779-787，2000．
15) 伊勢田堯：クラーク勧告の意味するもの—歴史的検証—．ノーマライゼーション—障害者の福祉—　7：36-39，2000．
16) 伊藤哲寛：精神科医療の再構築—負の遺産を乗り越えて．(村田信男，川関和俊，伊勢田堯編：精神障害リハビリテーション—21世紀における課題と展望—，pp25-42，医学書院，東京，pp91-103，2000．
17) 伊藤哲寛：精神障害リハビリテーションの基本的枠組み—歴史と概念・医療的位置づけ．蜂矢英彦，岡上和雄監修：精神障害リハビリテーション学．金剛出版，東京，pp25-31，2000．
18) 伊藤哲寛：近未来への提言—21世紀のための大胆な施策を—．精神科治療学 16：105-111，2001．
19) Knapp, M, Beecham, J, and Hallam, A：The Mixed Economy of Psychiatric Reprovision. 37-47, In Care in the Community：Illusion or Reality edited by Julian Leff, Chichester, 1997.
20) 小渡敬：21世紀の精神科病床のあり方—これからの精神医療政策．日精協誌　20：115-118，2001．
21) 日本精神病院協会：国会議員へのアンケート調査．日精協誌　19：769-794，2000．
22) 西山詮：わが国の地域精神医療の発展—過去・現在・未来—．精神科治療学　11：1127-1136，1996．
23) 小川一夫，長谷川憲一，伊勢田堯：イギリスのデイケア事情．デイケア実践研究　3：16-22，1999．
24) 佐藤久夫：障害の構造—歴史．蜂矢英彦，岡上和雄監修：精神障害リハビリテーション学．金剛出版，東京，pp40-45，2000．
25) Shepherd, G（伊勢田堯訳）：日本における精神保健サービス視察に関する報告書（Geoff Shepherd報告）．心と社会　61：136-145，1990．
26) ジェフ・シェパード（斉藤幹郎，野中猛訳）：病院医療と精神科リハビリテーション—英国における歴史的展開—．星和書店，東京，1993．
27) Geoff Shepherd：序文：1990年代への精神科リハビリテーション．精神科リハビリテーションの実際①臨床編（F.N. ワッツ，D.H. ベネット編，福島裕監訳）．岩崎学術出版社，東京，pp1-39，1992．
28) Shepherd, G（長谷川憲一，小川一夫，伊勢田堯訳）：精神科リハビリテーションの最近の発展．精神障害とリハビリテーション　1：56-70，1997．
29) ジェフ・シェパード（長谷川憲一，小川一夫訳）：英国における心理社会的リハビリテーション—科学的根拠に基づいたアプローチ．精神障害とリハビリテーション　4；63-68，2000．

30) 澤温：これからの精神病院．日精協誌 20：133-137，2001．
31) Wing,JK：日本語版への序．精神科リハビリテーション―イギリスの経験（J.K. ウィング，B. モリス編，高木隆郎監訳）ⅰ-ⅱ，岩崎学術出版社，東京，1989．

おわりに

　この度，世界心理社会的リハビリテーション学会（WAPR）より日本の5つの活動がベスト・プラクティスとして認定されましたことは誠に喜びに耐えません。それを機会にして，そのベスト・プラクティス推薦委員会委員長のファーカス先生の招待講演と共に，それら5つの活動の実践報告シンポジウムが和歌山市と東京都で開かれました。本書は，そのシンポジウムの指定討論と質議応答などを含めた記録です。

　本書ではベスト・プラクティスの5つの基準は，簡単な表現ながら，重度の疾病と障害をもつ人に対するリハビリテーション活動の指針として意義深いものであることがファーカス先生によって明らかにされています。

　我が国の5つのリハビリテーション活動は，いまだ過剰入院を抱える日本の精神医療状況の中で20年以上にわたって地域の中で営々として営まれてきたのです。その5つの活動は，それぞれに若干異なった出発点と経過を辿っています。それらの活動の創設者は，帯広・十勝地域活動，JHC板橋，やどかりの里では，精神病院での社会復帰活動から地域活動へと転身した精神科ソーシャルワーカーです。境町での活動は保健婦が中心となって始まり，麦の郷での活動は知的障害者と精神障害者の家族が中心となって始まっています。それらの活動の契機あるいは創設者が異なっていても，その発展の過程で，重度の疾病と障害を持っている人が，相互に助け合いながら，かつ地域の人々と協同しながら，地域の中で自信をもって普通の人として生きれるようになる活動へと向かっています。そこでは医療とリハビリテーションと生活モデルが見事に統合されています。またいずれにおいても，当事者活動の重要性が強調されています。ファーカス先生の講演においても，もと重度の精神障害者であった人が臨床心理士となり，精神保健サービス部長となって活躍している例などがあげられていました。振り返って見ると，自らの4回に及ぶ入院体験を「わが魂にあうまで」として綴りアメリカ精神衛生運動の創設者となったC.ビーアズ氏もまたもと重度の精神病患者でした。

　最終章の「世界と日本のベスト・プラクティスの比較」は，今後の我が国のリハビリテーションの発展の方向を示すものとして有意義です。

　ここに我が国のこれら5つの活動を発展させて来られました人々に深い敬意を表します。今後それらの活動がモデルとなり，日本の各地にそれぞれの地域の実情に即したリハビリテーション活動が展開されることを期待します。また本学会はそのような活動に寄与できるよう努力していきたいと考えています。

　最後に，5つの活動の実践報告会の開催ならびに本書の刊行に努力されました伊勢田先生を初め本学会役員の方々，和歌山大学精神科の諸先生および麦の郷の人々，さらに深甚な御協力を頂きました星和書店ならびにヤンセンファーマ株式会社に感謝致します。

精神障害者リハビリテーション学会会長
江畑　敬介

監修者・編者紹介

東　雄司（ひがしゆうじ）

1952年	和歌山県立医科大学卒業
1956年	同精神神経科助手
1965年	カナダ，モントリオール，マックギル大学医学部精神科留学
1966年	和歌山県立医科大学神経精神科講師
1967年	同助教授
1973年	同教授
1994年	和歌山県立医科大学退職　名誉教授就任
	麦の郷精神障害者地域リハビリテーション研究所所長
	2000年10月に永眠される

江畑敬介（えばたけいすけ）

1965年	金沢大学医学部卒業
1970年	同大学院（精神医学専攻）修了
1971年	富山県立中央病院精神科医員
1974～1977年	米国留学
1977年	東京都立精神医学総合研究所研究員
1983年	東京都立松沢病院医長
1989年	同部長
1996年	東京都立中部総合精神保健福祉センター所長
2001年	江畑クリニック院長
	現在に至る

伊勢田堯（いせだたかし）

1968年	群馬大学医学部卒業，文部教官を経て
1992年	東京都立精神保健センター
1988年	英国ケンブリッジ・フルボーン病院留学
1995年	東京都立中部総合精神保健福祉センター・広報援助課長
1997年	東京都立多摩総合精神保健福祉センター・リハビリテーション部長
2001年	都立精神保健福祉センター所長
	現在に至る

小川一夫（おがわかずお）

1975年	群馬大学医学部卒業
	群馬大学医学部精神科
1988年	医学博士
1990年	英国ケンブリッジ・フルボーン病院留学（1年）
1998年	東京都立多摩総合精神保健福祉センター
1999年	東京都立中部総合精神保健福祉センター
2001年	同センター・リハビリテーション部長
	現在に至る

百溪陽三（ももたにようぞう）

1968年	和歌山県立医科大学卒業
1970年	和歌山県立医科大学　神経精神科助手
1987年	同講師
1994年	ももたにクリニック開院
	現在に至る

執筆者一覧

Marianne Farkas　Director of World Health Organization Collaborating Center Research and Training Center, Boston University
伊勢田　堯　東京都立精神保健福祉センター
江 畑 敬 介　江畑クリニック
小 川 一 夫　東京都立中部総合精神保健福祉センター
加 藤 直 人　社会福祉法人一麦会　ももたにクリニック
門 屋 充 郎　帯広ケア・センター
小 林 定 子　群馬県佐波郡堺町保健婦
斉 藤 道 雄　TBSディレクター
染 谷 　 意　和歌山県福祉保健部健康対策課（当時）
田 村 文 栄　社会福祉法人ジェイ・エイチ・シー板橋会
寺 谷 隆 子　社会福祉法人ジェイ・エイチ・シー板橋会
野 中 　 猛　日本福祉大学社会福祉学部保険福祉学科
長谷川憲一　群馬県立精神医療センター
東 　 雄 司　元・麦の郷精神障害者リハビリテーション研究所
広 田 和 子　精神医療サバイバー＆保健福祉コンシューマー
三 觜 文 雄　国立がんセンター
宮 本 　 聡　やおき福祉会
百 溪 陽 三　社会福祉法人一麦会　ももたにクリニック
谷 中 輝 雄　やどかりの里
山 本 耕 平　和歌山市保健所

みんなで進める精神障害リハビリテーション——日本の5つのベスト・プラクティス——

2002年3月12日　初版第1刷発行

監 修 者　東　雄 司，江畑敬介
編　者　伊勢田堯，小川一夫，百溪陽三
発 行 者　石 澤 雄 司
発 行 所　㈱星 和 書 店
　　　　　東京都杉並区上高井戸1-2-5　〒168-0074
　　　　　電話　03(3329)0031（営業部）／　03(3329)0033（編集部）
　　　　　FAX　03(5374)7186

Ⓒ2002　星和書店　　　　Printed in Japan　　　　ISBN-7911-0470-6

誰にでもできる精神科リハビリテーション

東京武蔵野病院精神科リハビリテーション・マニュアル

野田文隆、
蜂矢英彦 責任編集

A5判
272p
3,650円

精神科リハビリテーション実践ガイド

病院から地域へ―社会復帰を援助するために

M.Y.エクダヴィ、
A.M.コニング 著
東雄司、岩橋正人、
岩橋多加寿 訳

A5判
192p
2,600円

新しいコミュニティづくりと精神障害者施設

「施設摩擦」への挑戦

大島巌 編著

B5判
344P
2,816円

これからの精神医療と福祉

世田谷区の復帰施設の実態調査を紹介し、現状と問題点を探る

西山詮 編著

A5判
216P
2,600円

痴呆の基礎知識

医学的知識・ケア・予防法をわかりやすく

宮里好一 著

四六判
264p
2,200円

発行：星和書店　　　　価格は本体（税別）です

心の地図 上〈児童期—青年期〉 こころの障害を理解する	市橋秀夫 著	四六判 296p 1,900円

心の地図 下〈青年期—熟年期〉 こころの障害を理解する	市橋秀夫 著	四六判 256p 1,900円

家族のための精神分裂病入門 精神分裂病を患っている人を 理解するために	エィメンソン 著 松島義博、荒井良直 訳	四六判 240p 1,500円

みんなで学ぶ精神分裂病 正しい理解とオリエンテーション	D.ヘル 他著 植木啓文、曽根啓一 監訳	四六判 256p 2,330円

精神分裂病はどんな病気 ですか？ 原因、治療、援助、予後等をやさしく解説	D.ショア 編 森則夫、丹羽真一 訳	四六判 120p 1,340円

発行：星和書店　　　　　　　　　価格は本体（税別）です

〈2001年 改訂新版〉
こころの治療薬ハンドブック
1薬剤を見開きでわかりやすく解説

青葉安里、
諸川由実代 編

四六判
224p
2,600円

心病む人への理解
家族のための分裂病講座

遠藤雅之、田辺等 著

A5判
148p
1,845円

SSTコミュニケーショントレーニング
患者への理解と敬意、信頼関係を基礎に

山本タカタ著
福間病院山本SST研究会 訳

A5判
172p
1,900円

わかりやすいSSTステップガイド　上巻
基礎・技法編

ベラック、
ミューザー、
ギンガリッチ、
アグレスタ 著

A5判
264p
2,800円

わかりやすいSSTステップガイド　下巻
実用付録編

ベラック、
ミューザー、
ギンガリッチ、
アグレスタ 著

A5判
96p
1,800円

発行：星和書店　　　　　　　　価格は本体(税別)です